腸の老化は脳の老化です

腸は若返る

松生恒夫
医学博士
「便秘外来」松生クリニック院長
Matsuike Tsuneo

JN135544

さくら舎

はじめに

「人生の後半の腸はいかにあるべきか？」

これが、これからの社会全体の健康テーマの一つになります。

腸が「第二の脳」といわれていることはご存じでしょう。発生学的には、脳は腸が変容したものです。腸は、生命活動の中心にあります。


腸をめぐる医学的発見は、さまざまに展開されてきました。腸内環境は、食事内容、腸管機能、腸内細菌叢《そう》の三つから構成されます。

自律性を持つ神経ネットワークをつくりあげた腸管機能の精妙さも、膨大《ぼうだい》な数の善玉菌、悪玉菌を体内に住まわせている秘密も、いずれも私たちの健康に関わる重要なものですが、意志によってコントロールできるのは、食事内容です。

日本人の食文化である和食は、２０１３年にユネスコ無形文化遺産に認定されました。健康によいという側面が、世界の人に認知されて、和食ブームも起きました。

ところがどうでしょう。私たちは理想的な健康を謳歌《おうか》しているでしょうか。文化としての和食と、私たちの日常の食生活はまた別物なのです。

日本人の食は、ここ150年の間に大きな変革を三度経験しました。

一つは幕末・明治時代に西洋に触発された肉食の解禁です。それでも、1950年前後までは、肉類、乳、乳製品とも摂取量があまり多くはありませんでした。

1970年代以降、ヨーグルトが普及しはじめました。このあたりが二つ目の大きな変化です。この頃から、肉類、乳、乳製品の摂取量が増加しています。

そして三つ目の大きな変化は、ファストフード、コンビニ食、中食《なかしょく》（家庭外で調理された食品を家庭で食べる）などがごく一般的になってきた2000年以降ということになるでしょう。

これを私は、明治以降の食の三大革命と考えています。

1980年代以降は、日本では肉類摂取量の増加、乳製品摂取量の増加、食用油（主としてリノール酸含有量の多い調合油）摂取量の増加、穀物、野菜、果物摂取量（食物繊維量）の低下が見られるようになりました。

そのような食生活の変化にともなって、90年代以降、現在まで、心筋梗塞《しんきんこうそく》や大腸がん、乳がんなどの死亡率の増加、さらには潰瘍性《かいようせい》大腸炎やクローン病（166ページ参照）の増加が見られます。

私たちにすぐできることはいろいろあります。一つでも試みて、誰もが「おなかの底からの笑い」を取り戻し、腸を若返らせて、人生後半を明るく過ごしましょう。

◆目次

はじめに　1

第1章　腸もボケる？

年齢で便秘のタイプが変わってくる

便秘も高齢化？　16
腸機能をチェックする　18
気づきにくい腸の衰え　21
便秘人口増加中　23
年齢による腸の不調の実体　23
加齢と便秘の関係　26
高齢者の腸はどうなっているか　28

排便のメカニズムを知る
排便と便意　31
腸の機能は「子ども返り」する　33
どんな症状が出てくるか　34
心理的な影響　36
便秘のない生活は理想的？　37
便秘によって引き起こされる病気はある？
大腸がんの危険性　38
多く見られる結腸無力症　39
大腸メラノーシスに要注意　41
便秘でない人の長寿率　43

第2章　なぜ腸が不調になるのか

なぜ腸を「セカンド・ブレイン」というのか

腸管神経とセロトニン　46
神経ネットワークで蠕動運動　49
第二の脳は情動を感じている？　50
朝１杯の冷たい水に反応する腸、しない腸　53
直腸反射がないのは？　55

高齢者の腸はつらいよ

悪循環の罠　57
腹圧がかかりにくい　59

動きの悪い腸をリセットする

大腸にエネルギー源を与える　61
誤った食物繊維のとり方をしないために　62
お風呂や温湿布効果　63
ボサノヴァで深呼吸　65
朝食で体内時計を起こす　66

第3章　腸を元気にする食べ物

食物繊維の宝庫

4種類のパワー食材　70
ポリデキストロースに注目　71
腸の活動に欠かせない理由　74
不溶性食物繊維と水溶性食物繊維の違い　75
2対1の割合でとる　78

医学的エビデンスが裏づけるキウイフルーツの快腸力

他のフルーツとどこが違うのか　80
緑色がいいか黄金色がいいか　81
腸と相性のいいキウイフルーツ　84
アクチニジンの役割　85
排便回数の増加が実証　86

低FODMAPの強み　88
便通、便臭の悩みを改善するココア
下剤減少を確認　91
ココア中のリグニン効果　92
カカオ70％のココア　94
おなかのリセット王「オリーブココア」　95
バナナは腸内環境整備の優等生
おなかの調子をよくする栄養成分の塊　99
腸だけでなく皮膚にも好影響　100
腸と皮膚が若返る　102
多様な健康機能　105
「夜バナナダイエット」の長所　107
「青めバナナ」で整腸　110
「黄色バナナ」の高抗酸化力　112

腸の負担を軽くするもち麦パワー
もち麦(スーパー大麦)って何? 114
もち麦ごはんのすすめ 117
アメリカ食品医薬品局も注目 118
太りにくい体質づくりに 120
β-グルカンの健康作用 123
腸内の善玉菌の栄養源 124
大腸内の発酵が促進 125

第4章 老化・病気を防ぐ食生活

「地中海式和食」のすすめ
二つの健康食文化 128
排便力がつく、腸管免疫を高める、体を酸化させない食べ方 129
地中海型食生活の注目点 133

糖質オフダイエットはＮＧ　136
肥満やメタボリックシンドロームに効く食スタイルは？　137
地中海式ダイエットを検証する　138
「健康な食事」料理Ⅰ・Ⅱ・Ⅲ　141
エキストラバージン・オリーブオイルの登場　143

オリーブオイルのすごい効能

32種類のポリフェノール　145
リシノール酸（ヒマシ油）よりオレイン酸（オリーブオイル）　148
朝食にオリーブオイルを大さじ1～2杯　149
脱下剤依存の特効薬　152

脳の老化防止にオリーブポリフェノール

アルツハイマー病発症の低さが証明　154
予防には脂質がポイント　157
β-アミロイド仮説とオレオカンタール　160

大腸の健康にエキストラバージン・オリーブオイル

大腸がんのリスクを下げるために 163
食の欧米化で増えた炎症性腸疾患 165
炎症性腸疾患を防ぐ食事 169
オリーブポリフェノールが抑制 170

おわりに 173

腸は若返る！

腸の老化は脳の老化です――

第1章

腸もボケる？

年齢で便秘のタイプが変わってくる

▼便秘も高齢化？

腸が老いるという感覚は、若いときはあまり気づかないかもしれません。しかし、50歳を過ぎてくると、なんとなくおなかが張る、なんとなく排便しづらいなど、さまざまな腸に関する症状に気づくようになってきます。

そして、65歳を超え高齢のステージに入ってくると、そうした症状を誰もが感じるようになります。もちろん、なにも変化がない人も存在しますが、そういう人は全身が健康なのです。

誰でも腸の老いをストップさせたいと思うでしょう。そのためには、高齢化で腸が老いてしまった状況を知ることです。どうすれば腸の老いにストップをかけられるかを、次に見ていきたいと思います。

私のクリニックの「便秘外来」に来院する慢性便秘症の方の症例によると、高齢になると見られる便秘は３種類に分けられます。

私はこの三つのタイプを、次のように呼びたいと思います。

①　こだわり便秘

いつまでも若いときのイメージを追いつづけます。慢性便秘になる前の腸に戻りたいあまり、毎日のようにノートに排便状況を記録したりします。満足できる排便状況を１００％とすると、本日は何％であったかと、こと細かく記載したり、必要以上に下剤を服用したりします。食事内容も極端になります。たとえば、食物繊維の多いものを極端に多くとるなどといった、過激な行動に陥《おちい》るタイプの慢性便秘です。

②　無気力便秘

投与された下剤を服用しつつも、気持ちが無気力で十分に食事をとりません。あるいは、食べるとおなかが張るので食事をとらないなどによって生じる慢性便秘です。

③　ボケ便秘

腸も脳の機能も老化しています。いつ食べたか、いつ排便があったか定かではなく、下剤や浣腸などによって強制的に排便をうながされるような慢性便秘です。

このような、やっかいな状況にならないためには、いまから手を打っておく必要があります。

腸機能をチェックする

自分の腸の状態を知りましょう。

▼便秘の程度チェックリスト

①下剤を服用しないと3～4日に1回しか排便できない
②便が絶えず硬い
③排便ができないでいると、おなかがどんどん張ってしまう
④体を動かしたり、歩いたりすることがあまりない
⑤1日1～2回食である
⑥便意が起こっても我慢することがある

⑦下剤を使うようになってからまだ1年以内である
⑧自然な便意が起こらない
⑨下剤を使わないとまったく排便ができない
⑩下剤を使って排便するのは週に1回程度である
⑪下剤を使うようになってから1年以上5年未満である
⑫おなかのガスが以前と比較して異常に臭いと感じる
⑬下剤を毎日使っている
⑭下剤を飲むときは、常用量より多い（連日でなくとも）
⑮下剤を飲むときは、常用量より2倍以上多い
⑯ピーク時に比べて体重が10kg以上減少している
⑰下剤を5年以上使いつづけている

①～⑥のいずれか（あるいはいくつか）にあてはまる人──→軽症

毎日ではなくても定期的に排便があるものの、腹部の膨満感《ぼうまんかん》などの腸の不快な症状があるのではないかと考えられます。この状態であれば、排便力を取り戻すことは比較的容易

です。食事をはじめとした生活を見直して改善していきましょう。

⑦〜⑩のいずれか（あるいはいくつか）にあてはまる人──→中等症

すでに自力では便が出にくくなり、困ったときに下剤に頼る生活をしているはずです。このタイプの人は、3〜4日に1度、または週末のたびに下剤を服用して、まとめて排便するという人も少なくありません。このままでは数年以内に下剤を連用するようになり、大腸メラノーシス（腸粘膜下に起こる色素沈着）などの副作用があらわれることがあります。

⑪〜⑭のいずれか（あるいはいくつか）にあてはまる人──→重症

自然の便意が完全に失われ、放置しておくと1週間でも2週間でもまったく排便がない状態でしょう。下剤もすでに手放せなくなっているはずです。排便力を取り戻すためには時間も根気も必要になりますが、生活習慣の見直しと排便改善のリハビリテーションで排便力を取り戻すことは可能です。

⑮〜⑰のいずれか（あるいはいくつか）にあてはまる人──→下剤依存症

下剤依存症が進行している状態です。すでに便秘やそれにまつわるトラブルで医療機関にかかっていると考えられます。また、大腸内視鏡検査を受けるとかなりの確率で大腸メラノーシスが見つかるはずです。

症状が重ければ重いほど、早めに改善策を講じないと、下剤依存症になってしまう可能性が高いのです。

高齢になればなるほど、腸の機能は低下してきます。腸の機能が完全に低下してしまう前に、食事療法などで腸管運動を補足しましょう。

下剤に頼らなくても、排便力の低下は防げます。具体的な方法については、第3章以降に示します。

▼気づきにくい腸の衰え

腸のことが気になりはじめるのは、いったい何歳くらいからなのでしょうか。

便秘人口は増加中で、現在、1000万人以上いるといわれています。若い世代は女性に症状を訴える人が多く、年齢が上がってくると徐々に男性が増えてきているのが現状です。

便秘に悩むある女性は、小学生のときから毎日の排便がなかったといっています。そして、中・高校生になるにしたがって1週間の排便回数が1〜2回程度になっていた。この女性のように答える人がけっこう多いのです。

仕事に就《つ》くというような、ちょっとした環境の変化で排便が困難になり、週末になって下剤を服用してまとめて排泄《はいせつ》するという状況になっていきます。

毎日下剤を服用しないと排便が困難で、1日に服用する下剤の服用量が常用量の2倍程度までに増加していくなんていうケースも多くあります。

下剤服用量が増加してきたのは、腸の機能が低下したためともいえます。腸の弾力性は20歳をピークに次第に低下してきます。そして、75歳前後では、20代と比較して3分の2から2分の1程度まで低下してしまいます。

これは腸の機能の自然な低下です。若いときから便秘傾向の人は、下剤を服用していると、加齢とともに、さらに追い打ちをかけるように、腸管機能が低下してしまうことになります。

便秘人口増加中

私のクリニックでは、胃内視鏡検査や大腸内視鏡検査以外にも、便秘の人のための「便秘外来」をおこなっています。

毎日のように「便秘外来」で便秘の患者さんを診察していますが、若い女性に混じって、70歳以降の男性の患者さんが増えているのが目につきます。

私のクリニックだけではなく、国の統計でも同様の傾向が認められます。平成25年（2013年）度の国民生活基礎調査では、人口1000人あたり、女性で48・7人、男性では26・0人が「便秘である」と回答しています。平成10年（1998年）度の同じ調査では、女性46・7人、男性18・6人だったので、ここでも腸の具合が悪い人が増加していることがわかります。

年齢による腸の不調の実体

若い人の腸の不調と、高齢者の腸の不調の違いはどこにあるのでしょうか。若い人の腸

若い人と高齢者の便秘の原因の差異

	若年者	高齢者
腸管機能	正常～低下	低下
蠕動運動	正常～低下	低下
直腸反射(便意)	低下～消失	低下～消失
PMS(月経前緊張性)	有	無
食事摂取量(食物繊維摂取量)	正常～減少	正常～減少
ダイエット	有	無
運動量	正常～低下	低下
食習慣	欠食有	欠食無
冷え	関係有(+)	関係有(+++)
ストレス	有(+)～(+++)	有～無
基礎疾患	無	有
下剤服用	無～有	有
開腹手術既往	無～有	有
下剤依存度	軽～高	中～高
下剤依存症	有	無

の不調は、食習慣やダイエット、ストレス、冷えなどによって引き起こされることが多く、高齢者の腸の不調は、腸管機能低下、食事量の減少、運動量の減少などによることが知られています。

「若い人と高齢者の便秘の原因の差異」を図表にしましたので、ご覧ください。

私のクリニックでおこなっている「便秘外来」を受診する人は、年々増加傾向にありますが、便秘人口の推移を示す「国民衛生の動向」(厚生労働統計協会)で調べても同じように、便秘を訴える人が年々増加しているのがわかります。

下痢人口を見てみると、便秘ほど顕著では

便秘の人（人口1000人あたり）

年	1989	1992	1998	2001	2004	2007	2013
総数	26.7	24.6	33.1	36.0	35.2	38.5	
男性	13.7	13.0	18.6	19.8	20.4	24.0	26.0
女性	39.2	35.5	46.7	51.2	49.0	52.1	48.7

下痢の人（人口1000人あたり）

年	1989	1992	1998	2001	2004	2007	2013
総数	11.7	11.1	13.6	16.8	15.8	18.6	
男性	14.0	13.0	15.5	19.8	18.2	20.9	19.8
女性	9.5	9.3	11.7	14.6	13.6	16.5	15.8

※「国民衛生の動向」より作成

ありませんが、やはり増加傾向にあり、腸の不調を感じている人が多くなっていることが確認できます。

便秘を訴える人を年代別で見てみると、20歳から60歳では女性が圧倒的に多いのがわかります。便秘による女性のＱＯＬ（生活の質）低下が問題化しているのです。

習慣性の便秘の原因の一つには、食物繊維の摂取不足が大きく関与しているといわれています。これについては、第４章で詳しく見ていきます。

60歳以上では、男女ともに年齢が上がるにつれて便秘を訴える人が増加しています。近年の人口高齢化にともない、便秘を訴える人は確実に増加することが予想され、高齢者の

QOLを著《いちじる》しく低下させる一因として危惧《きぐ》されます。

加齢と便秘の関係

消化器病専門医の共通概念としては、2〜3日に1度排便があり、自覚症状がなければ便秘とはいいません。一般的には、3〜4日以上の期間に1度しか排便がなく、かつ腹部膨満感や腹痛などの自覚症状をともなうものは便秘といってもいいでしょう。

2017年10月に出版された「慢性便秘症診療ガイドライン2017」(南江堂)によると、便秘とは「本来体外に排出すべき糞便を十分量かつ快適に排出できない状態」と定義されています。

このガイドラインによれば、慢性便秘症には大きく分けて、なんらかの病気があって起こる器質性便秘と、消化器の機能低下が原因で起こる機能性便秘の二つがあります。

多くの慢性便秘症は機能性便秘で、次のように分類されます。

1 排便回数減少型

①大腸通過遅延型
大腸の便を輸送する能力が低下しているために、排便回数や排便量が低下するタイプ

②大腸通過時間正常型
大腸の便を輸送する能力が正常であるにもかかわらず、排便回数や排便量が減少するタイプ。食物繊維摂取量が減少すると、このタイプになります

２　排便困難型

①大腸通過正常型
排便回数や排便量が減少していないにもかかわらず、硬便（便が硬いこと）のために、排便困難や過度の怒責（いきみ）を生じるタイプ

②機能性便排出障害
機能的な病態によって、直腸にある便を十分量、快適に排出できず、排便困難感や残便感を認めるタイプ

器質性便秘の代表的なものは、大腸がんによるものです。突然始まった便秘には、注意

が必要です。

ところで、機能性便秘のうちの一つである慢性便秘は、以前から症候性便秘と常習性便秘に分類されてきました。

症候性便秘は、腸管および腸管外腫瘍、腸管癒着《ゆちゃく》などによる便秘と定義されています。

一方、常習性便秘は、症候性便秘を除外した後に診断され、便秘の状態が習慣的になったものと定義されており、日常診療で最もよく遭遇する便秘です。これは、慢性機能性便秘ともいわれます。

高齢者とは一般的に65歳以上を指し、高齢者の便秘は、腸管の加齢による変化もともなう便秘と考えられています。

最近では、85歳以上の超高齢者も増加傾向にあり、便秘が大きな問題となり、「便秘外来」のある病院が増えてきました。

▼高齢者の腸はどうなっているか

どうして高齢になると便秘の人が増加していくのでしょうか。腸管の加齢による変化とは、具体的にどのようなものでしょうか。

①加齢による生理的変化
②食生活の変化（食事摂取量の低下）**にともなう食物繊維の摂取量の低下**
③腸管壁の強さの低下
④腹圧の減弱
⑤体を動かさない等の生活習慣
⑥高齢者特有の病気に起因するもの（肺気腫や心不全等）
⑦全身性の各種疾患によって処方されている薬によって障害があらわれるもの
⑧下剤の乱用により、便秘が長期間となり、下剤の効力が低下し、センナ等のアントラキノン系下剤の量が増加した場合（後述の結腸無力症に結びつくこともあり）
⑨精神的にうつ状態となり、腸の働きが低下

このようにさまざまなことが挙げられます。
とくに高齢になると、排便障害等の身体的要素と、脳血管障害（中枢《ちゅうすう》神経からの命令系統と知覚系統の機能低下）や、うつ状態等の精神的要素が、複雑に絡みあっているのが特徴といえます。

排便が困難になればなるほど、毎日の生活の中で排便のことしか考えなくなっている傾向があります。

このような特徴を考えず、ただやみくもに下剤を投与するだけでは、根本的改善には至らないのです。

排便のメカニズムを知る

排便と便意

便秘を考えるとき、まず排便のメカニズムについて明確にしておくと理解しやすいので、ここで解説します。

まず、口から入った食物は胃で消化されます。その後に胃から小腸に送りこまれた液状の食物残渣《ざんさ》（胃の中に残された食べ物のカス）は、大腸で腸内細菌によって分解され、さらに水分が吸収されて泥状になり、S状結腸へと移行していきます。

腸の構造

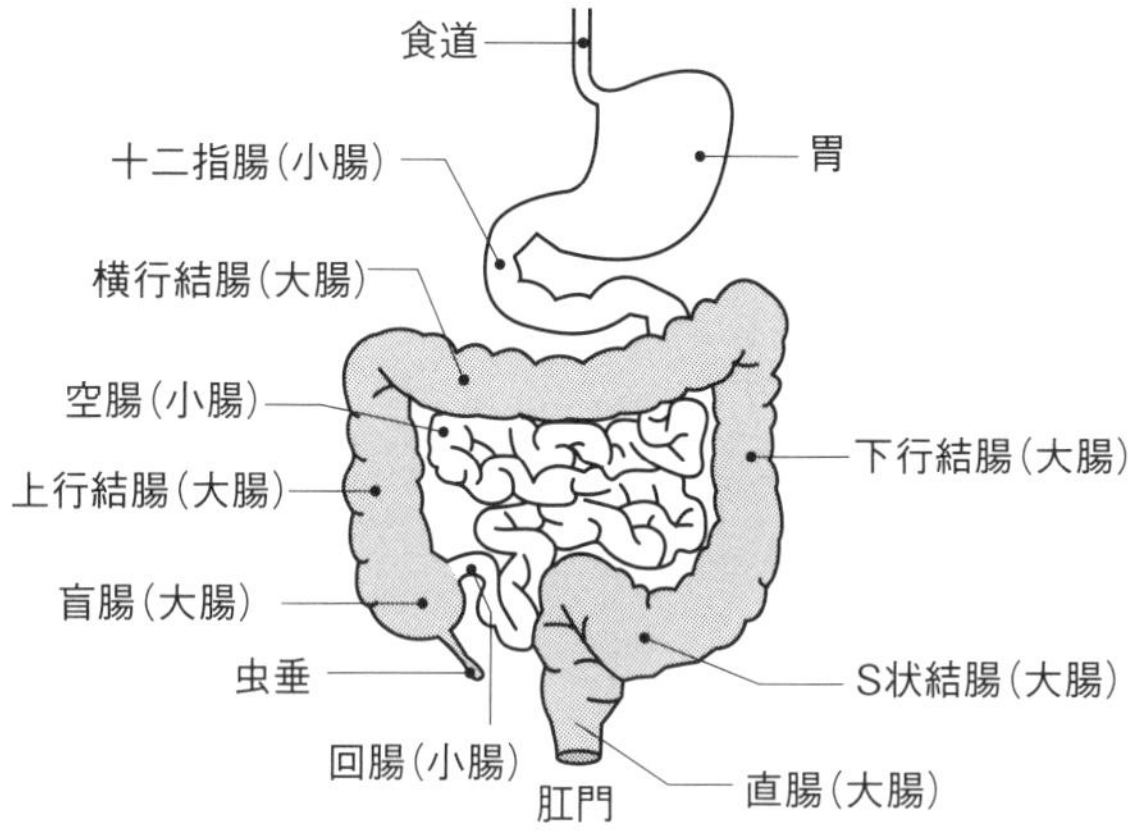

S状結腸に移行するまでに半固形となり、ここではじめて、いわゆる「便」になるのです。

S状結腸で一定量の便が溜《た》まると、食後の胃結腸反射、大蠕動《だいぜんどう》によって一気に直腸に送りこまれます。

直腸に便が移行すると、直腸が伸展し、腸壁内のアウエルバッハ神経叢《しんけいそう》（筋層間神経叢）を刺激することになり、直腸上部の収縮運動を引き起こします。

これを直腸反射と呼びます。

同時に、副交感神経系の仙骨部の中にある骨盤神経を経て、刺激が大脳に達し、便意として意識されます。

その後に、直腸上部の収縮、内・外肛門括約筋《かつやくきん》の弛緩《しかん》により便が排出されることになります。

ここで問題になるのは「便意」です。便意はある程度、意識的にコントロールできますが、我慢したり不規則な食生活を続けていたりすると、低下します。便意を感じなくなれば、当然、便秘を起こしやすくなります。

▼腸の機能は「子ども返り」する

高齢者便秘を観察していて気づいたことがあります。

人間の排便機能は、３歳までは未完成といわれています。つまり直腸機能、肛門機能が成人と異なるため、意識して排便がコントロールできないのです。

まだ肛門機能がしっかりしていないため、オムツが必要な、３歳未満の幼児も便秘を起こします。幼児の便秘の特徴は、直腸内に便が貯留して硬便となり、塊《かたまり》が大きくなって排泄できなくなります。

超高齢者の患者さんで、重い便秘タイプの人を観察していると、幼児の排便状態と同じようになっている例があります。直腸内に便が貯留し、塊になって大きくなり、その結果、肛門からの排泄が不可能になってしまいます。

重症ですと疼痛《とうつう》（うずくような痛み）のために歩行が困難になり、孤立性直腸潰瘍《かいよう》を形成して、出血をともなう場合があります。

このような超高齢者の便秘は、ある意味で排泄機能の幼児化（３歳以下の状態）といってても過言ではないでしょう。

▼どんな症状が出てくるか

高齢になるとさまざまな機能が低下するため、一般的な便秘の自覚症状に加え、他のいくつかの症状も出現してきます。

代表的な自覚症状としては、次のようなものがあります（これらの症状のうち、いくつかは高齢でなくても認められるものです）。

①**便が細い**

食事の量が減少していたり、消化のいいものを食べたりする傾向にあるため、食物繊維の摂取量が減少して起こる

②**便が硬い**

腸の運動が低下して、ゆっくりと食物残渣（便のもと）が腸の中を通過していく間に、水分がより吸収されることによって起こる

③**排便時間が長い**

腹筋が弱まるので、力むことが困難となり、便が一気に出せない状態となる

④ **排便できない**

体力や筋力の低下のため、力んでも腹圧が上がらず、うまく排便できない。また、括約筋の低下でも起こってくることがある

⑤ **残便感**

直腸の動きが悪く、便が溜まっているのに出せない。または、直腸の感覚が異常で、便がないのに便があるように感じる。以上のような場合に残便感が生じる

⑥ **便意がない**

直腸の便を感じる感覚神経の低下、ならびにその感覚を受け取る中枢神経の働きが低下することで起こる

⑦ **腹痛・腹部膨満感**

便またはガスが貯留して、おなかが張ったり、ひどい腹痛の原因となったりすることがある

▼心理的な影響

高齢になると、脳血管の障害が起こりやすくなります。その結果、中枢神経の命令系統と知覚系統の両者とも、機能的に低下していきます。

既往《きおう》として直腸肛門疾患がある場合には、排便時に便が排出しにくくなり、痛み等の苦痛が生じてきたりするようになります。

以上のような症状が持続すると、食事の量が減少し、腸の運動を起こすための食物繊維量が減少するので、ますます便秘傾向となります。

こうなってくると精神的には、うつ傾向となります。

高齢になると排便があったかどうかは一日の中で重要なことです。何日も排便がないということで一日中、排便のことを考え、生活の中で何事も積極的な行動をとらなくなることもあります。

うつ病になってしまうことも少なくありません。

これが「こだわり便秘」で、私たちが考えている以上に、排便は重要な行為なのです。

▼便秘のない生活は理想的？

高齢になると避けて通れないのが、身体機能と意欲の低下です。それまで難なく「できていたこと」が「できなくなってくる」ということや、自分の役割の欠如感があると、精神的な気分の落ちこみが起こります。

どちらか一つでも自覚症状として出現してくると、排便にも悪影響を与えることになります。ただでさえ便秘気味なのに、精神的な落ちこみによってより排便ができないと、そのことでまた落ちこむという悪循環が生じます。

臨床《りんしょう》の現場で、高齢の方の日常生活を見聞きしていると、少なからず機能低下は認められるものの、排便があることで日常のＱＯＬ（生活の質）の低下を防ぐことができます。排便が生活のリズムを刻んでいると、安心感があるのです。

高齢になると、便秘等の排便障害はうつ病を招きやすいのですが、排便が良好になると精神面の活性化につながることもよく見かけます。

高齢になると、排便は日常生活の中でそれだけ大きなウエートを占めているといえます。したがって、排便コントロールを適切におこなうことが必要なのです。

便秘によって引き起こされる病気はある？

必ずしも、便秘が、直接の原因となって病気を引き起こすとはいい切れません。しかし、しっかりと排便のコントロールをおこなわないことで、病気を引き起こすリスクファクターになることは十分ありえます。

それぞれの方の基礎疾患《しっかん》の有無《うむ》によっても異なります。基礎疾患がなく、全身状態がいい人でも、排便障害や排便コントロールがうまくいかないと、場合によってはおなかにガスが溜まり、腹痛の原因になることもあります。

また若い頃から便秘であったりすると、連日の老廃物《ろうはいぶつ》排出がむずかしくなるためか、大腸がんの危険性が増加するという報告もあります。

大腸がんの危険性

大腸内視鏡検査で発見された、大腸がんの部位を調べてみると、肛門から約30～40センチのところ、つまり便の溜まりやすい直腸、S状結腸の部位が70％を占めています。

大腸がんの原因はいまだ不明ですが、この原因になりそうな老廃物を貯留させないようにするのが望ましいと考えられます。

多く見られる結腸無力症

75歳以上の慢性便秘症の患者さんを診察していると、比較的多く認められるのは、結腸無力症です。

結腸無力症とは、結腸の便輸送能の低下が原因となる大腸通過遅延型便秘の中でも、極端に輸送能が低下している場合に使われる疾患名です。

結腸無力症の原因は明らかではなく、ほとんどの患者さんで、下剤多量投与という治療がおこなわれているのが現状です。

腸管の弾力性が75歳を過ぎると20歳のときと比較して約30％低下すること、運動量の低下、摂食量の低下、腹圧をかけるための腹筋の低下なども重なって、症状が悪化することが考えられます。

なかには、下剤を大量に投与しても症状の改善が認められない患者さんにぶつかることもあります。

他の病院で長期にわたって下剤を投与され、結腸無力症を認めさせるような病態で来院している患者さんの、過去に服用していた下剤の種類を調べると、その多くはセンナ、大黄、アロエ等を含有するいわゆるアントラキノン系下剤を比較的多量に服用しているケースが多いのです。

アントラキノン系下剤を長期に連用しますと、大腸内視鏡検査で観察すると、腸管粘膜が黒褐色になる大腸メラノーシス（大腸黒皮症）が出現することが多く、下剤依存症に陥りやすくなります。

大腸メラノーシスは、とくに自覚症状はありませんが、アントラキノン系の代謝産物が、腸間神経叢に障害を起こし、腸管運動の障害となる可能性が指摘されています。

結腸無力症とは、ある意味で大腸メラノーシスの患者さんの最悪の状態を指しているとも考えられます。

通常、結腸無力症の診断は、臨床症状と大腸通過時間検査に基づいておこなわれます。臨床症状としては、排便回数の低下、下剤服用量の増加、それにともなう「下剤を服用しないとまったく便意がなく1週間以上排便がない」「常に大量の下剤（10種類以上）を服用している」などといったケースが多くあります。

結腸無力症の診断に必要な検査として、直腸肛門内圧検査、排便造影検査、筋電図検査、大腸通過時間検査の四つが挙げられます。しかし、一般の外来では、これらの検査は比較的困難で、問診で自覚症状のチェック、下剤服用量および期間、下剤の種類などのチェック、さらには大腸内視鏡検査などをおこなって、結腸無力症を疑うことから始まります。

▼大腸メラノーシスに要注意

大腸メラノーシスは、センナ、大黄、アロエ等のアントラキノン系下剤を連日1年以上服用していると起こってくるものです。

自覚症状はとくにありませんが、大腸内視鏡検査で腸内を観察すると、大腸の粘膜が黒褐色に変化しています。そして、アントラキノン系代謝産物が腸管神経叢に障害を起こして、アントラキノン系下剤の服用を急に中止すると、排便がまったく自力ではできなくなってしまうことがあります。

日本で販売されている医薬品の下剤、一般薬の下剤の約70％がアントラキノン系下剤か、あるいは一部にアントラキノン系の下剤を含有している薬剤なのです。

また、便秘によいとされる漢方製剤の11種類すべてにアントラキノン系下剤の一種である大黄が含有されています。

生薬であるから安心と思って、漢方製剤を毎日服用している人がいますが、これは大きな間違いです。

漢方だから毎日服用しなければならないとして、連日服用していますと、知らないうちに大腸メラノーシスが出現してくることになります。

この大腸メラノーシスを電子顕微鏡で見てみると、大腸粘膜の吸収細胞の障害、吸収細胞の破壊、神経線維の変性が見られます。それにより大腸の運動障害が起こり、アントラキノン系下剤の色素が障害された粘膜を通過する際に、マクロファージ（異物などを食する大食細胞）に取りこまれることが指摘されています。

マクロファージが関与しているということは、免疫系が発動しているということで、しいていえば慢性炎症が関与していると考えられます。「老化」に関する学説では、酸化が大きく関与しているといわれていましたが、最近は慢性炎症が関与していることがクローズアップされています。

この点から考えると、大腸メラノーシスは慢性炎症が関与していることから、大腸の老化と考えてもよいと思われます。

大腸メラノーシスになってしまうと、アントラキノン系の下剤を減量していくことが非常に困難になってしまいます。ですから、最初の治療方法が重要なのです。

腸にいいお茶（たとえばセンナ茶）等のサプリメントも、気をつけなければなりません。というのは、センナの茎などと称し、腸にいいお茶の成分として販売していますが、じつは茎には葉の成分が付着しており、毎日摂取していると、アントラキノン系下剤を連用していることと同様になり、大腸メラノーシスが出現する危険があります。

センナ茶は、食品扱いにはなっていますが、下剤依存症の原因ともいえるのです。これは、無気力便秘やこだわり便秘など、腸が老化している人にとって大問題です。

▼便秘でない人の長寿率

2010年におこなわれたJ・Yチャンらの約4000人の調査を紹介します。

快便な人は長生きだった

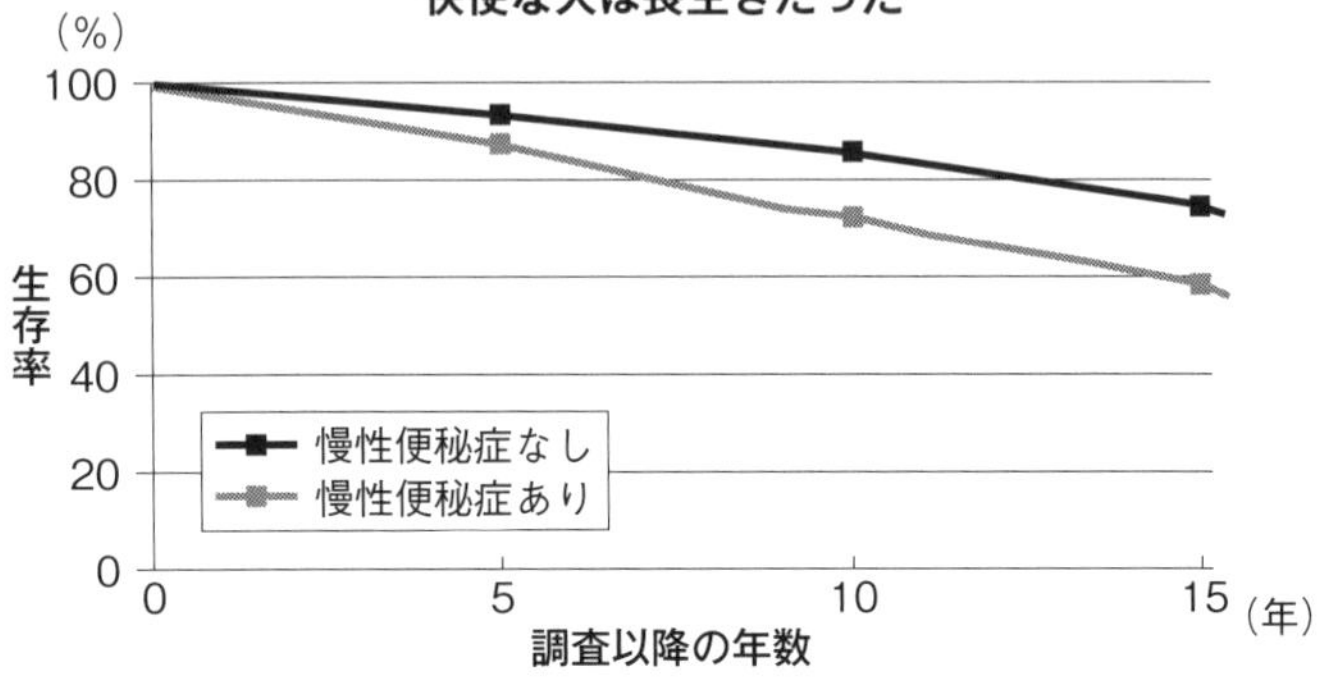

調査方法——1988－1993年にミネソタ州の20歳以上におこなった消化器症状評価アンケートの中から3933例を対象とし、2008年までの生存状況を確認し、残能性消化管障害と生存率の関係を検証した
(Chang J.Y.et al.The American Journal of Gastroenterology.105:822-832.2010年)

アメリカ・ミネソタ州に住む、１９８８年から93年の間に20歳以上だった人の中で、慢性的な便秘がある人とない人を２００８年まで追跡調査したところ、慢性的な便秘がないと答えた人のほうがさまざまな病気にかかりにくく、明らかに生存率が高かったと報告されています。

上記のグラフからもわかるように、腸を強くすることが長寿に結びつくことが判明してきたのです。

第2章

なぜ腸が不調になるのか

なぜ腸を「セカンド・ブレイン」というのか

▼腸管神経とセロトニン

腸を指して「第二の脳（セカンド・ブレイン）」といいます。最近、この言葉をよく耳にしたり、目にしたりするようになってきました。

この言葉を考案したのは、アメリカのコロンビア大学医学部解剖・細胞生物学学科長であったマイケル・D・ガーション教授です。ガーション教授は、1965年に、いまとなっては当たり前になった次の仮説をたてました。「セロトニンという物質が腸管神経の伝達物質だ」という説です。その根拠として次のことが挙げられました。

①セロトニンは腸でつくられ貯蔵される

②セロトニンの前駆物質（前段階に生成される物質）から生合成されたのち、セロトニンは腸管神経系に選択的に存在する

③　腸管神経は、刺激されるとセロトニンを分泌する

④　ガーション教授以外の研究者がすでに、「セロトニンは、腸管神経による刺激と同様の効果を腸に及ぼす」と指摘している

①〜③はガーション教授らが証明しており、④を加えることでセロトニンが腸管神経系の伝達物質であるという説を打ち出したのです。

１９６５年当初は、運動神経系に関与する末梢《まっしょう》神経として、骨格筋系の最終伝達物質としてアセチルコリン、自律神経系としての最終伝達物質は交感神経系でノルアドレナリン、副交感神経系でアセチルコリンという「二元論」で考えられていました。

そのため、セロトニンが腸の神経伝達物質であるという仮説は、当時の学者の間ではまったく拒否されたのです。このセロトニンが神経伝達物質であることを証明するためには、次のことを証明しなければなりませんでした。

①　セロトニンが神経伝達物質として働いていると示唆《しさ》された場所で、神経末梢にセロトニンが実際に存在すること

②セロトニンが天然の神経伝達物質とまったく同じ働きをすること
③セロトニンを含む神経を刺激すると、そこからセロトニンが実際に放出されること
④セロトニンの作用を遮断（あるいはセロトニンを枯渇《こかつ》）させることにより神経刺激の効果が消滅すること
⑤効果的な不活性化メカニズムが存在し、神経伝達が終わったあと、神経細胞がセロトニンと反応しなくなること

詳細は略しますが、ガーション教授は、次々と問題を解決し、腸管神経系とセロトニンの関係を明らかにしていったのです。

１５０億個存在する脳神経細胞に対して、腸神経細胞数は1億個と二番目に多いという理由で、教授は、腸は「第二の脳（セカンド・ブレイン）」と命名したのです。

現在ではこの「セカンド・ブレイン」という言葉が勝手に使用され、ひとり歩きしてさまざまな説明がなされているようですが、ガーション教授の意図はこれまで説明した内容の中にあるのです。

神経ネットワークで蠕動運動

食べた物は、胃に入り腸管をどのようにして進んでいくのでしょうか。
腸は、蠕動《ぜんどう》運動と呼ばれる腸管の収縮運動によって、胃から入ってきた内容物を少しずつ肛門のほうへ向けて、前へ前へと送り出しています。

蠕動運動は、必ず腸管の口に近い側から起こり、肛門のほうへ向かって、前方へと続きます。腸は全長約7・5～9メートルもある長い管ですが、途中で運動が逆転することはありません。これを「腸の法則」といいます。

腸の中にどんなに長く便（食物残渣《ざんさ》）が停滞していても、便が逆流することはないのです。こうした腸全体のシステムは、どのようにコントロールされているのでしょうか。

食べ物を消化したり、吸収したりするのは自律神経のうちの副交感神経の作用が大きく関与しています。つまり、腸の運動においては副交感神経が大きな役割を担《にな》っているのです。

自律神経をコントロールするのは視床下部《ししょうかぶ》、つまり脳の一部にあるので、副交感神経のコントロールは、ある意味では脳の関与ともいえます。ところが、腸をコントロールするのは、脳だけではないのです。

脊髄《せきずい》とほぼ同じくらいの神経細胞で、「腸管神経系」といわれる独自のネットワークを形成していて、この神経ネットワークには、自律性があります。脳の指示がなくても腸は働きます。

その構造が脳の神経ネットワークに似ているため、腸は、「第二の脳（セカンド・ブレイン）」と呼ばれるようになったのです。

腸の中にも一種の「脳」があると考えるとわかりやすく、腸はこの「第二の脳」の指示によっても動いているのです。

発生学では、脳は腸から生まれたといわれています。腸の働き方をコピーしたのが、脳といえるのかもしれません。

▼第二の脳は情動を感じている？

「第二の脳」である腸管神経系は、どのように構成されているのでしょうか。

腸管の大部分は、平滑筋《へいかつきん》という筋肉でできています。この筋の間に多数の神経細胞が集まってアウエルバッハ神経叢《しんけいそう》（筋層間神経叢）を形成しています。

筋の間を走るこの神経叢が、おもに蠕動運動を調節しています。腸管に食べ物が入ってくると、筋を走る神経が内容物の通過を感知し、神経伝達物質であるセロトニンを使って腸全体に運動の指示を出します。

腸管の口に近い側の筋が収縮し、肛門側には弛緩《しかん》の指示が伝わるのです。この運動がいわゆる「蠕動運動」となり、腸管の内容物が肛門側へと送り出されることになります。蠕動運動は自律性が高く、外から来る神経、つまり副交感神経との連絡をすべて遮断しても、自動的におこなわれます。

ところで、筋層の内側には粘膜組織が存在し、ここにも神経が収束してマイスナー神経叢を形成しています。この神経叢は、粘膜の機能やホルモンの分泌に関与しています。

これらの腸管の二つの神経叢は、それぞれ副交感神経とつながっていて、脳からの指示を受けていますが、独自の指示系統も保持しています。また、二つの神経叢はそれぞれ単独でも機能していますが、介在ニューロン（神経細胞）によって相互に反応しあってもいます。

腸管神経系からは、脳で使われている神経伝達物質はすべて見つかっています。とくに、介在ニューロンによってつくられる神経伝達物質の「セロトニン」が腸の中にも多数存在していることが発見されています。

脳神経のセロトニンと腸神経のセロトニンは、血液脳関門が存在するので相互の関連はまったくありません。

このように、腸の神経ネットワークは、脳の神経ネットワークと類似点が多く、その意味から、ガーション教授によって、腸は「第二の脳」と呼ばれるようになったのです。この考えは比較的まだ新しく、１９８０年代になって生まれてきました。

脳の神経細胞も、腸の神経細胞も、まだまだ不明な点が多々あります。これまで脳独自のものと考えられていた働きが、腸にも存在するかもしれないのです。記憶や思考のような複雑な働きは無理としても、たとえば、快・不快や喜怒哀楽といった情動を「第一の脳」ばかりでなく「第二の脳」でも感じているかもしれません。

おなかの調子が悪いと気分がすぐれないことがあります。これは、もしかすると第二の脳がまず強く反応し、その後に第一の脳が反応しているのかもしれません。

「おなかの底から笑う」という表現は、文字どおり、「おなか」つまり腸が笑っていると考えると、なんとなく納得できるような気がします。

朝1杯の冷たい水に反応する腸、しない腸

最近、腸ニューロンの機能的分化が次第にわかってきました。腸管運動という観点から見ますと、輪状筋を支配する運動ニューロン、腸管の各種状況を感受する一時求心性ニューロン、さらに介在ニューロンに関して解明されつつあるのです。

私が腸管神経系の問題に尽力《じんりょく》する前に、テレビのある番組で、腸の運動と冷水の関係を映像として表現できないかという話がありました。つまり、「朝、冷たい水をコップ1杯飲むと便秘の予防につながる」ということの証明でした。

じつは、以前より経験的に知っていたのです。大腸内視鏡検査時に、盲腸から上行結腸を観察するとき、一部に残液や残渣が付着していると観察ができないので、内視鏡の先端から20〜30㎖の水を送水して腸管にかけます。

水をかけた瞬間に、腸管の蠕動運動が起こり、腸管の収縮・拡張が認められる症例が存在したのです。

とくに、冷たい水を飲むと腸によいといわれていますので、番組では、4℃の冷水（氷を浮かべた水）を内視鏡検査時に腸管にかけてみることにしました。

冷水を上行結腸に20～30㎖かけたところ、10人中3人に、急に強い蠕動運動が起こったのです。ただし残り7人はまったく蠕動運動は起こりませんでした。

大腸内視鏡で観察すると、腸の働きがまったく止まった状態となっていますが、この状態で4℃の冷水を内視鏡の先端から上行結腸に散布したところ、経験で知っていたのと同じことが起こったわけです。

腸管の蠕動運動が急速に起こる症例が存在したことから、腸管には、冷水に対しての何らかのセンサー（レセプター）が存在するのではないかと考えられたのです。

以前からいわれていることですが、腸管粘膜自体には疼痛《とうつう》などに対する知覚はありませんし、また結腸反射の結果、蠕動運動が起きたとは考えづらいのです。ということは、中枢神経《ちゅうすう》の関与がなく、腸管神経系のなんらかの作用でこの蠕動運動が起こったと考えたほうが理解しやすいのです。つまり、第二の脳への作用ともいえるのではないでしょうか。

冷水をかけた後に、まったく蠕動運動が起きない症例のうちの三例は、著明な大腸メラノーシスをともなう症例でした。ということはつまり、大腸メラノーシスによる腸管神経系の障害で、冷水に対する作用がまったく起きなかったということが考えられるのです。

これは、第二の脳の障害の一つのあらわれかもしれません。

大腸内視鏡検査時によくわかるのですが、内視鏡挿入時に腸が伸展する（伸び広がる）と、疼痛を感じるのです。つまり伸展に対する腸管の知覚は存在するのです。

直腸反射がないのは？

もう一つ、私の臨床《りんしょう》経験で知り得た第二の脳の障害ともいえるような病態を提示してみたいと思います。

それは、1年以上下剤を常用していたり、排便を我慢していたりして、下剤を常用しないとまったく排便ができず、さらには便意（直腸反射）がまったくない患者さんについてです。

便意のない便秘の人は、現在1000万人以上いるとされる便秘を認める人の中にかなりの数が存在すると考えられます。ちなみに、私のクリニックに来院する患者さんは20～40代の女性が多く、しかも1年以上下剤を常用して悩んでいる人が大多数です。問診のときに便意の有無を質問すると、90％以上の人には便意が認められません。

つまり、直腸反射がまったく生じていないのです。直腸反射には、自律神経（交感神経・

副交感神経）や腸管神経系が複雑に関与しています。さまざまな文献を調べても、直腸反射が減弱したり消失したりするメカニズムの詳細な記載はありません。

私は、自律神経とともに腸管神経系が障害を受けるため（たとえば大腸メラノーシスが著明となり腸管神経叢の機能障害につながる）と考えています。

高齢者の腸はつらいよ

▼悪循環の罠

高齢者になればなるほど単身で暮らす人も多くなり、ストレス増加の原因にもなっています。こだわり便秘は、単身生活者にありがちです。

高齢の慢性便秘症の患者さんで、よく見かけるのは、一日中排便状況について考えている人です。つまり便秘への囚《とら》われといっても過言ではないのです。

イギリス・ヨーク病院の老人病専門医であるE・ゴードン・ウィルキンスは、慢性便秘症患者の中では、精神的悪循環と身体的悪循環の二つが重なり合い、お互いに悪影響を及ぼしていると報告しています。

高齢になればなるほど、脳血管障害等をともなうことがあり、その結果、中枢神経、知覚系も機能低下してくることになります。うつ状態にもなりやすく、うつ状態では、腸管の運動をさらに低下させ、便秘の状態を悪化させていくことになります。

排便困難

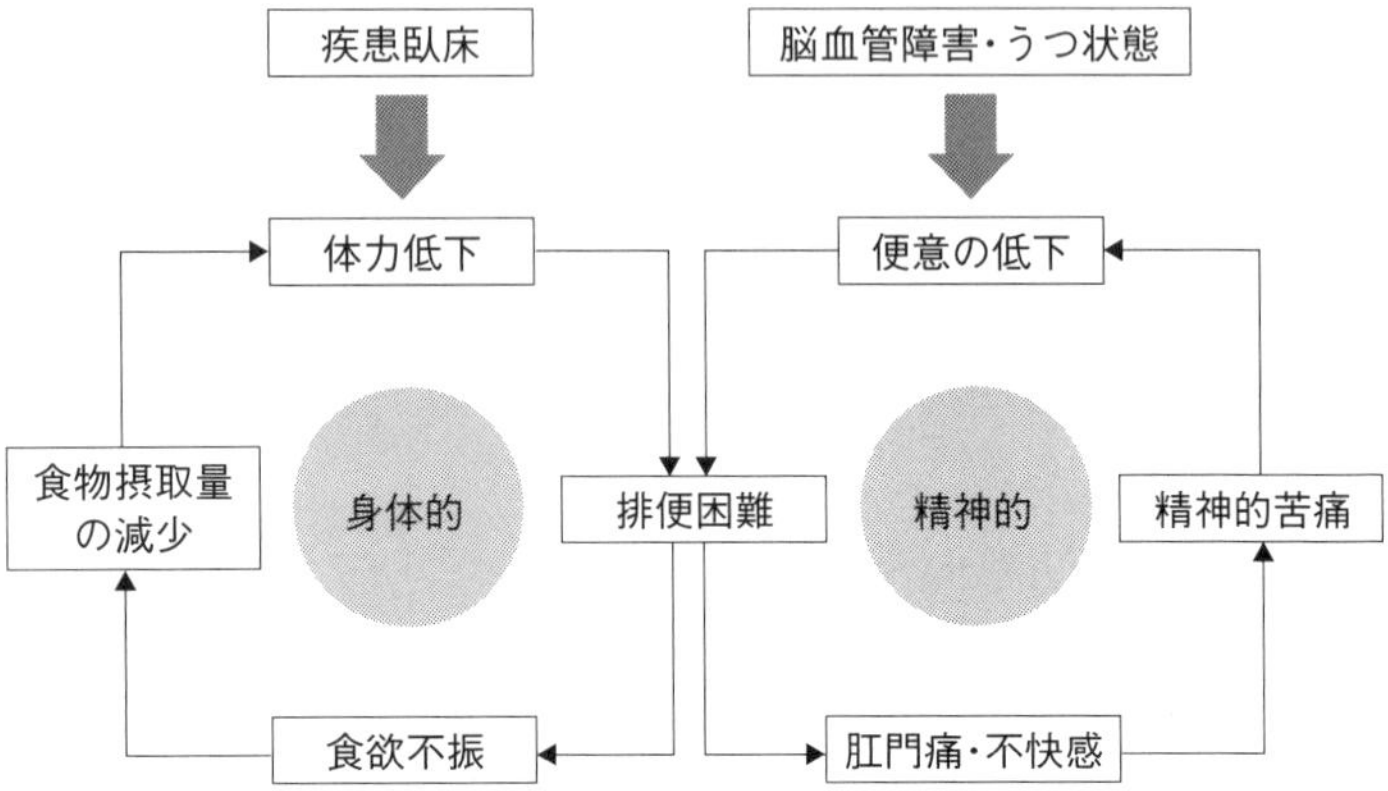

Postgrad-med Journal(Sep.1968) 44,728-732 一部改訂

食欲が減少すれば、腸の運動をよくするほど十分な食事量をとらないことにつながり、便の素になる素材も減少することになります。便の量が減れば、ますます排出しづらくなるというわけです。

そのため、さらに精神的に落ちこんでいくという悪循環につながってきます。

精神面ばかりではありません。身体面でも、高齢になればなるほど、病気がちになります。

体の運動量も減少し、さらには腸管運動も低下するため、結果的には大腸の病気（たとえば大腸ポリープ、大腸がん等）も増加傾向を示します。

さまざまな状況が重なって、食事量が減少したりすると、ますます体力が低下し便秘が増悪《ぞうあく》していくことになるのです。つまり高齢者では、身体的な面と精神的な面の相乗効果で便秘を悪化させていくのです。

私のクリニックの「便秘外来」に来院する75歳以上の慢性便秘症の患者さんには、このようなタイプの人が多く見られます。

若い頃は毎日1～2回、スッキリと排便できていたのですが、加齢とともに排便障害が出現します。変化を受け入れられずに、若い頃の排便のイメージを求めて悩む人が多いのです。特に男性にこれが見られます。

▼腹圧がかかりにくい

自分で試してみればわかるのですが、便を押し出すのに大きく関与しているのは、腹圧です。腹圧は、まず胸の横隔膜《おうかくまく》をなるべく下方へ下げ、動かないように固定することから始まります。

横隔膜は、呼吸とともに動くので、呼吸をしながらでは力めません。つまり、喉《のど》にある声門を一時的に閉めなければならないのです。

このようにして、力む力も、排便するためには、直腸に溜《た》まった便を押し出す力の一つとして作用します。

高齢になると、トイレで力んでも、体力の低下にともない腹圧がかかりにくくなってきます。直腸からの便の排出が困難になってくるのです。

また、食欲が減少し、食事量も少なくなるので、腸への刺激が少なく、腸管の運動も低下傾向になります。噛《か》む力が弱くなってくるので、食べる量も減り、食物繊維摂取量も減少してくるのです。

加齢にともなって、本来朝食をとることで起こってくる胃・結腸反射が弱くなります。さらには感覚が低下してくるので、直腸に便がたくさん貯留しても、便が溜まったサインが大脳まで伝達されず、便が直腸に溜まります。中で水分が吸収されて、直腸内で硬便となってしまい、排出できなくなってしまうようなことも起きるのです。

このような場合、力む力が減弱していることも、直腸内に便が貯留してしまう大きな要因となってきます。

動きの悪い腸をリセットする

▼大腸にエネルギー源を与える

なんらかの原因で腸の動きが悪化した状態のことを「停滞腸」と命名しました。無気力便秘の人の腸は停滞腸になっていて、便秘が慢性化しています。

慢性便秘症の人の中には、最近の健康ブームの反映で、玄米を食べている人がけっこういます。ところが、玄米を食べていることが原因で、腹部膨満感《ぼうまんかん》等の症状を持ち、便秘が増悪してしまう人が多いのです。

玄米は消化が悪く、よく噛まないと未消化のまま腸に行って、腸の中に停滞してしまいます。それによって、腹部膨満感等の症状が増悪するのです。とくに、高齢になると噛む力が減弱してくるので、玄米が未消化になりやすくなると考えられます。

では、便の素になる食物繊維をどのようにしてとればよいのでしょうか。

それは、食物繊維の中でも、不溶性食物繊維ではなく、水溶性食物繊維を積極的にとるべきなのです。

ここで消化管、とくに腸のエネルギー源について考えておきます。

腸は、小腸と大腸に大別しますが、いずれの腸とも、主たるエネルギー源は糖ではありません。

小腸のエネルギー源の一番目は、アミノ酸の一種であるグルタミンで、二番目は、食物繊維が分解されて生じる酪酸《らくさん》（短鎖脂肪酸の一種）です。

大腸のエネルギー源の一番目はというと、酪酸なのです。つまり、食物繊維をとらないと、腸が健康に動くエネルギー源を得ることができないのです。

▼誤った食物繊維のとり方をしないために

私は以前より、不溶性食物繊維ではなく水溶性食物繊維の一種であるポリデキストロースを含有（7・0g）している飲料水のファイブミニ®が、慢性便秘症の人に有効であることを報告してきました。ファイブミニ®を摂取すると、排便状況、腹部症状が改善され、下剤用量の減量等に関しても有効です。

また、１日の不溶性食物繊維と水溶性食物繊維を２対１の割合でとることが有用であることを報告してきました。

私のクリニックの便秘外来を受診する高齢者の方で、比較的下剤服用量が少ない人に対して、ポリデキストロース含有飲料を連日摂取するようにすすめてみたところ、効果が認められました。

ポリデキストロース含有飲料は、簡単に摂取できますから、高齢者の便秘で、直腸内に便が貯留して便秘になってしまう人、食事があまりとれない人に、とてもよいとおすすめできます。

一般的な情報誌やメディアでは、便秘に対して食物繊維が有効であると述べるだけで、食物繊維の種類までは述べていません。そのため、誤った食物繊維のとり方をしている人が多くいるので、注意が必要です。

▼お風呂や温湿布効果

冬に温度が低下してくると、おなかが張ってくることは、誰もが一度や二度経験したことがあるに違いありません。

とくに慢性便秘症の人は、気温が低下すると便秘の症状が増悪する傾向があります。高齢者の慢性便秘症の人でも、多く認められるのです。

高齢になると、暖かい室内に閉じこもりがちで、外出する機会が減少してきます。これも便秘を悪化させる一因になってきます。

なぜ、冬になって気温が低下すると、腸の運動が低下してくるのでしょうか。

気温が低下すると、体内の中心部の温度を維持するために交感神経が優位になります。末梢の血管を収縮させることによって、中心部の血流を維持して、中心部の体温を維持しようとする働きが起こるためです。

交感神経優位が続けば、腸管運動抑制につながり、排便力の低下につながってくるというわけです。

では、どうすべきなのか。

入浴などで体、とくに腹部を温《あたた》めて、血行をよくすると、一時的にせよ腸の運動が亢進《こうしん》し、おなかのガス等の排出がよくなり、多少なりとも腹部膨満感等の自覚症状が軽減します。

また、ペパーミントを使用した温湿布なども効果があります。ペパーミントの成分であるメントールが、腸管の平滑筋を弛緩させ、腹部を温めることで腸の運動を亢進させます。排便力が増強し、おなかの自覚症状を改善させることにつながってくるのです。

ペパーミントオイルを使用した温湿布は、外科で腸の麻痺性《まひせい》イレウス（腸閉塞《ちょうへいそく》の一種）に対しておこなわれた一つの方法です。

冷えたときに、おなかに手を当てていると気持ちがいいでしょう。おなかを温めると腹部の症状を改善させるのに有用であることの一つの証明ともいえるのです。

ボサノヴァで深呼吸

一般的にストレスとは、心理的ストレス（つまりは心の問題）を指しますが、じつは寒冷時の身体的ストレス等も体には大きな影響を与えます。

ストレスが体内に認知されると、自律神経の交感神経が優位となり、緊張モードになることで、胃腸の運動が抑制されてしまいます。できるだけリラックスした状態を保つことが重要なのです。

リラックスモード（副交感神経優位）になるための、一つの方法が音楽療法です。とくにスローテンポでゆったりしたリズムで、開放的なメロディの音楽がおすすめです。たとえば、カフェのＢＧＭとして流されるボサノヴァのような曲です。

スローなテンポに合わせて、ゆっくり大きく呼吸してみてください！　そうすれば、自然に心拍数が低下し、体は少しずつリラックスモードになっていくでしょう。

朝食で体内時計を起こす

腸内環境は、次の三つの要素で構成されています。

①食事因子
②腸管機能（腸管蠕動運動、大蠕動、胃結腸反射、直腸反射など）
③腸内細菌叢（腸内フローラ）

さまざまな本や雑誌、メディアなどで、「腸内環境」イコール「腸内フローラ」としているものが数多くありますが、これは間違いです。

正しくは、腸内環境は、この三つの要素で成り立っているのです。
腸内環境、とくに腸内フローラと各種疾患との関係が次第にわかってきました。腸内フローラが腸内環境の大きな要素であることに、間違いはありませんが、あと二つの要素である食事因子と腸管機能も大切です。

よくよく考えてみれば、ヒトが意識してできることは、食べ物を口の中に入れること、排便を肛門でコントロールすることの二つです。ですから、何を食べるかということがものすごく重要になってきますし、排便を我慢しないことも重要なのです。

腸内環境をコントロールするのは、自分の意識によるのです。

腸管機能で重要なのは、朝目覚めていちばん強い大蠕動を起こすような食事をとることです。胃結腸反射を促して排便につなげるように、朝食を毎日食べることです。大蠕動が朝いちばん強いのは、体内時計でコントロールされているからなのです。

ところが、現代人の20～30％の人々は朝食をとらない習慣を持っています。このような欠食の人たちは、大蠕動が起きにくくなるので、まずは朝食を食べるべきです。

朝起きるのが遅い人は、結局ブランチになってしまいますが、まずは朝起きて食事をすること、これが排便に重要なのです。

朝食（一食目）をとらずに仕事に行って、昼食からとるのでは、体内時計の関与で、朝起きるべき大蠕動の発生の機会を逃してしまいます。

朝食を食べるべきです。

腸内環境を改善する決め手として、腸によいものをとることも重要ですが、体内時計因子の朝の大蠕動を起こして排便につなげることも大きなポイントなのです。

第3章

腸を元気にする食べ物

食物繊維の宝庫

▼4種類のパワー食材

「キウイフルーツ、ココア、バナナ、もち麦が腸にいいんですよ！」というと「なぜ？」と思う人が多いと思います。

おいしくて、簡単にとれるこれら4種類の食材の共通点は、食物繊維を多く含有している点です。

キウイフルーツは、比較的、水溶性食物繊維を多く含有しています。

ココアは、緑茶、紅茶、コーヒーなどの飲み物の中で、唯一食物繊維を含有しているものです。

バナナは、食物繊維も含有していますが、食物繊維と同じような働きをする難消化性デンプンを多く含有しています。

もち麦は、水溶性食物繊維の一種であるβ-グルカンを多く含有しています。

どの食品も、高齢になればなるほど重要になってくる食物繊維を多く含んでいるのです。その隠れたパワーは見逃せません。

この4種類の食材について、詳しく述べていきたいと思いますが、その前にまずは、食物繊維一般について、私の研究との関わりでお話ししておきましょう。

ポリデキストロースに注目

私は、大腸内視鏡検査や、胃内視鏡検査を主体とする消化器内科医ですが、食材について調査するようになったきっかけは、「便秘」についての原稿依頼でした。

1995年、オリーブオイルについて書くことで、食材と大腸疾患《しっかん》の関連に興味を持ちました。

1996年頃に調査したのが、水溶性食物繊維の一種であるポリデキストロースについてでした。

この頃は、水溶性食物繊維については、一般的にはまったく語られていませんでした。水溶性食物繊維が腸によいなどと誰もいっていなかったのです。

大腸メラノーシスを認める常習性便秘症に対する
ポリデキストロースの効果（酸化マグネシウム服用に関して）

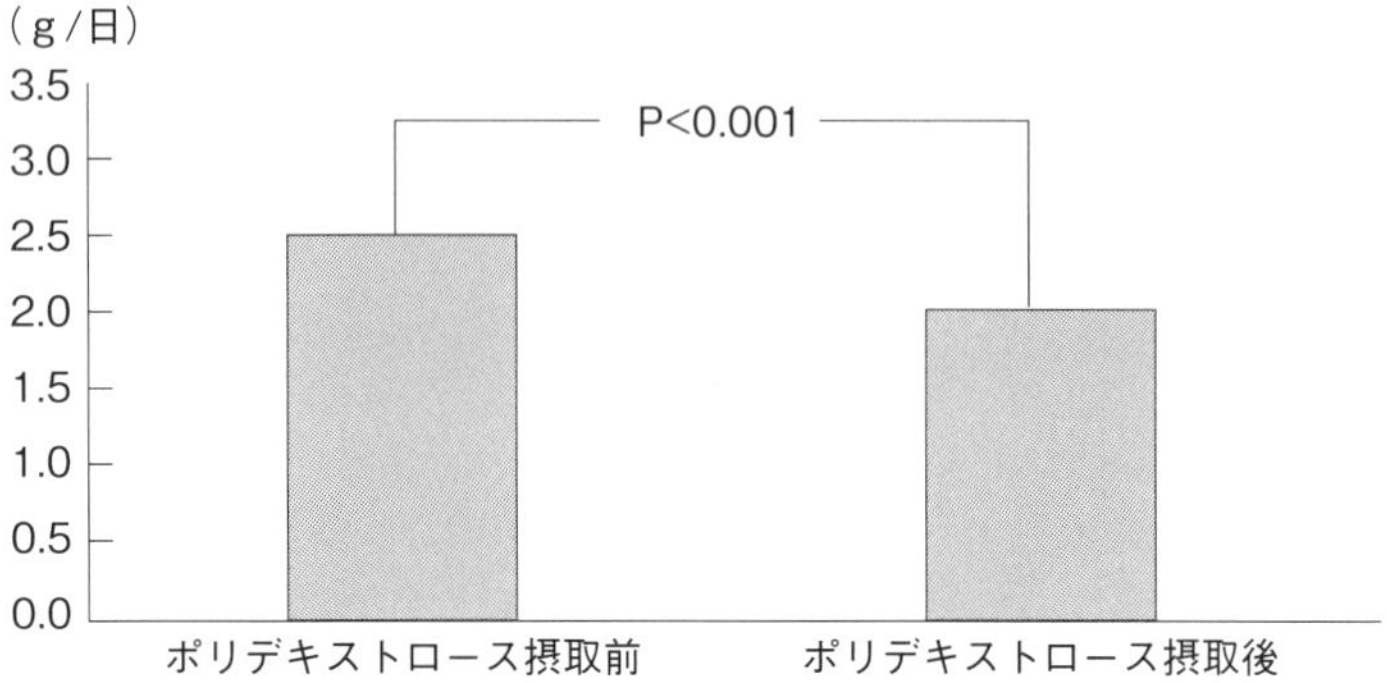

※服用中の下剤（酸化マグネシウム）の量をメルクマールとして検討した

２０００年頃に、日本食物繊維学会誌で、ポリデキストロースの効果について発表しました。

下剤を絶えず服用している慢性便秘症の患者23名（男性7例、女性16例）に、ポリデキストロース７ｇを含有する飲料水１００㎖を30日間摂取してもらい、摂取前後の排便状況、便の形状、腹部症状、下剤服用状況などを調べました。なお本調査は、人を対象とする医学研究の倫理を決めたヘルシンキ宣言に則《のっと》って実施しました。

その結果、便秘、硬便、排便回数などに関して、ポリデキストロース摂取後に改善が見られました。

また、酸化マグネシウム服用量がポリデキ

ストロース摂取前の２・５ｇ／日より、摂取後の２ｇ／日へと有意に減少することが見られました。

ポリデキストロース７ｇを、30日間摂取してもらった慢性便秘症の患者さんでは、自覚症状やＱＯＬ（生活の質）、下剤服用状況などにおいて改善が認められました。

これらの作用は、ポリデキストロースと酸化マグネシウムの相乗作用によって腸内環境が改善した結果によると考えられます。

また以上の内容から、１日の食物繊維の平均摂取量が日本人で14ｇと考えられていること（14ｇ全体を不溶性食物繊維と仮定すると）、これに対して水溶性食物繊維（ポリデキストロース７ｇ）を追加摂取すると排便状況が改善することから、不溶性食物繊維と水溶性食物繊維をおおよそ２対１の割合で摂取することが最適であると考えたのです。

自然界では、多くの食材が、不溶性食物繊維含有量の比率が高い（おおよそ、不溶性食物繊維：水溶性食物繊維＝４：１）のですが、キウイフルーツは比較的水溶性食物繊維含有量が多く、不溶性食物繊維と水溶性食物繊維の含有の比率が、２対１の割合に近いことに気づいたのです。

▼腸の活動に欠かせない理由

腸の健康に欠かせない食べ物・栄養素として、いの一番に挙げられるのが「食物繊維」です。食物繊維は、これまで見てきたように、腸の活動に欠かせない役割を果たすとともに、現代の日本人に不足している栄養素だからです。

食物繊維とは、おもに消化吸収されない食物成分のことで、野菜や穀類、果物に多く含まれています。

食物繊維は、最終的に大腸まで到達し、多くは便のもとになりますが、一部は腸の善玉菌によって分解されて、短鎖脂肪酸《たんさ》（酪酸《らくさん》、酢酸《さくさん》、プロピオン酸）になります。

第2章でも述べましたが、小腸のエネルギー源の一番目は、アミノ酸の一種であるグルタミンで、二番目は食物繊維が分解されて生じる短鎖脂肪酸の一種である酪酸です。

大腸のエネルギー源の一番目は酪酸。つまり、食物繊維をとらないと腸のエネルギー源を十分に得ることができないのです。

そんな食物繊維には、四つの特徴があります。

①保湿性：水を含む性質
②粘性：水に溶けるとねっとりしたゲル状になる性質
③吸着性：コレステロール、便から発生する胆汁酸《たんじゅうさん》、食物の中の有害物質などを表面につけて、体外に排泄する性質
④発酵《はっこうせい》性：善玉菌によって分解される性質（酪酸産生）

▽不溶性食物繊維と水溶性食物繊維の違い

食物繊維は大きく分けて、不溶性食物繊維と水溶性食物繊維があります。それぞれの特徴は次にようになります。

◇不溶性食物繊維の特徴

水に溶けない食物繊維で、硬くて消化されず、胃や腸で水分を吸収して大きく膨《ふく》らむので、適度の量であれば、腸を刺激して蠕動《ぜんどう》運動を活発にし、排便を促してくれます。

また、大腸内で発酵すると善玉菌が増加するため、大腸の環境をよくしてくれる働きもあります。

穀類やいも類、豆類、根菜類に比較的多く含まれ、カニ類の甲羅《こうら》やエビの殻などに含まれるキチンも不溶性食物繊維の一つです。

・粘度（粘り気）が低い
・消化管を通過する時間が短い
・水分吸収する作用が強い
・水分吸収すると数倍から数十倍に膨れあがる
・便をやわらかくする
・腸を刺激して、腸の運動をさかんにする
・食べ物のカスを早く、スムーズに体外へ排出する

◇水溶性食物繊維の特徴

水に溶ける食物繊維で、ネバネバしていて、水に溶けてゲル状になり、食べ物を包みこむため、消化吸収を穏《おだ》やかにし、腹持ちがよくなって、血糖値の急激な上昇を抑えてくれ

ます。

コレステロールを吸収して、便と一緒に排出されるため、コレステロール値の増加を抑える効果もあります。

不溶性食物繊維と同様、大腸内で発酵すると善玉菌が増加し、大腸の環境をよくしてくれます。その効果は水溶性食物繊維のほうが高いことがわかっています。

キウイフルーツやリンゴ、バナナ、柑橘類《かんきつるい》などの果物、大麦やもち麦、コンブやワカメなどの海藻類に多く含まれています。

・粘度（粘り気）が高い
・消化管を通過する時間が長い
・鉄分の吸収を遅らせる
・コレステロールの吸収を阻害《そがい》する
・食塩などのナトリウムと結びつきやすい
・発酵作用を持つ

2対1の割合でとる

食物繊維は、どちらか一方だけでもとればいいというものではなく、それぞれをバランスよくとることが重要です。

私が長年、患者さんを診《み》てきた経験から導いた理想的なバランスは、不溶性食物繊維と水溶性食物繊維を2対1の割合でとることです。

食物繊維というと、野菜や穀物、いも類などをイメージする人が多いでしょう。たしかにそれらは食物繊維を多く含むのですが、不溶性食物繊維の割合が高い傾向があります。そのため、腸の働きが落ちている高齢者の場合では、とりすぎると腹部膨満感《ぼうまんかん》や便秘がひどくなってしまうことがあります。

実際、最近の高齢者の便秘の患者さんの食事内容をチェックしてみると、食物繊維をとろうとするあまり、不溶性食物繊維を多くとりすぎてしまう傾向が見られます。そのために便が硬くなり、ますます排便しづらくなっている人が少なくないのです。

その場合、水溶性食物繊維を比較的多くとるようにすると、便秘が改善することが多いのです。意識的に水溶性食物繊維を含む食品をとるようにすることで、理想の2対1に近づくことができるからです。

水溶性食物繊維の含有量の多い食べ物の中でも、海藻類のコンブやワカメ、キノコ類をとるときに注意しなければならないことがあります。比較的消化が悪いものが多いということです。

とくにコンブはよく噛《か》まないと未消化になり、大腸にそのまま到達することさえあります。コンブなどの海藻類をとるときは、よく噛むことが必要です。高齢者のひどい便秘およびおなかの手術の既往《きおう》のある人は、とらないほうが無難です。

うまく噛めないのであれば、市販されている水溶性食物繊維の一種である、ポリデキストロース含有飲料などでとるといいでしょう。

私のクリニックに来院する慢性便秘症の人に、この食物繊維飲料を摂取してもらって、排便状況・腹部症状に改善がみられたことや、下剤の減量などに有効だったことを確認しています。

とくに高齢者で、直腸内に貯留して便秘になってしまう人、食事の量があまりとれない人では、この水溶性食物繊維含有飲料は簡単に摂取できることもあり有効です。

医学的エビデンスが裏づけるキウイフルーツの快腸力

▼他のフルーツとどこが違うのか

キウイフルーツは、一時期ヌーベルキュイジーヌ（軽く繊細な新しい料理）の料理に添えられる美しいフルーツとして評判になりました。

キウイフルーツは、主にニュージーランドから輸入されており、日本では愛媛県がいちばん多く生産しています。なぜ「キウイフルーツ」かというと、ニュージーランド島の「キーウィ」という鳥に似ているからです。

キウイフルーツ1個には、オレンジ1個のほぼ2倍のビタミンC（100g中69㎎）と、リンゴ1個よりも多い食物繊維が含有されています。

キウイフルーツが他の果物と異なるのは、ビタミンCの量が非常に安定していることです。収穫直後には多少失われるとはいえ、6カ月後に店頭に並んでいるときでも、90％はそのまま残っているのだそうです。また、カリウムやビタミンE、アクチニジン（後出85

キウイフルーツ栄養成分表

	緑肉種	黄肉種
エネルギー量(kcal)	53	59
食物繊維総量(g)	2.5	1.4
水溶性食物繊維(g)	0.7	0.5
不溶性食物繊維(g)	1.8	0.9
マグネシウム(mg)	13	12
カリウム(mg)	290	300
ビタミンC(mg)	69	140

ゼスプリインターナショナル調べ(可食部100gあたり)

ページ参照）なども豊富に含有されていて、水溶性食物繊維であるペクチンが豊富です。

キウイフルーツに含有されるペクチンなどの水溶性食物繊維と、キウイフルーツ特有の粘液、そしてビタミンCは、排便促進効果に富んでいます。ビタミンC不足に陥《おちい》っている高齢者の便秘症の人には、最適なフルーツといえます。

緑色がいいか黄金色がいいか

キウイフルーツには、主に緑肉種（グリーン）と黄肉種（ゴールド）の2種類があります。どちらもおいしいのですが、グリーンタイプのほうが食物繊維を多く含有しています。

前ページの表を見てわかるとおり、緑肉種、黄肉種とも、不溶性食物繊維と水溶性食物繊維の含有比率がほぼ2対1となっています。

この比率が腸によく働きかけをする秘密なのです。

私は、以前にキウイフルーツの便通改善効果の調査に関わったことがあります。2012年6~7月に、全国の親子498組を対象に1日1回の排便のない便秘気味および便秘の中学生、高校生の子どもとその母親に、1日1個のキウイフルーツを2週間継続して食べてもらい、便通改善効果を調査しました。68・2%(7割弱)に「1日1回以上」の便通頻度の改善が認められるという結果でした。また、体験者の31・2%が3日以内、37・8%が1週間以内に腸の調子に変化、改善を感じています。

水溶性食物繊維が豊富なキウイフルーツに、腸へのさまざまな健康が認められているエキストラバージン・オリーブオイルをかけて食べると、キウイフルーツが適度にまろやかになって、おいしくて腸にもよくて一石二鳥の組み合わせになります。

血糖値の急速な上昇を気にする人にも、エキストラバージン・オリーブオイルをかけたキウイフルーツは効果的です。

キウイフルーツを食べる前に、空腹時血糖が88㎎/dℓの人が、キウイフルーツを食べると、120㎎／dℓまで上昇します。ところが、エキストラバージン・オリーブオイルをかけた後の血糖値は、98㎎／dℓと、血糖値の上昇が抑制されることが確認できました。

あるテレビ番組で、便秘傾向の女性に「キウイフルーツのエキストラバージン・オリーブオイルかけ」を10日間、毎日2個食べてもらったところ、最終的に毎日排便があるようになりました。

ご本人の話では、「こんなに腸の調子がよくなったのは、はじめて！」だったそうです。このように、腸の調子がよくない人には、1日2回、午前と午後に「キウイフルーツのエキストラバージン・オリーブオイルかけ」を食べることをおすすめします。

▼「キウイフルーツのエキストラバージン・オリーブオイルかけ」のつくり方

①キウイフルーツを半分に割って、スプーンで真ん中を一口食べる

②そこにスプーン1杯のエキストラバージン・オリーブオイルを垂らして食べる。もう半分も同様にして食べる

こだわり便秘、無気力便秘に有効と考えられます。

▼腸と相性のいいキウイフルーツ

キウイフルーツは、腸ととても相性がいいといえます。

- 便通の頻度を増やす（こだわり便秘、無気力便秘、ボケ便秘）
- 便の状態を改善
- 膨満感を減らす
- 便をすっきりと出す
- 便が結腸を通過する時間を短縮する

上部消化管では、キウイフルーツに含まれる食物繊維が持つ同様の特性が、グルコース吸収率を下げ、血糖の上昇反応を抑えて、血糖値を安定させます。

これは健康的な体重を維持し、肥満への進行を予防するためにも、さらに2型糖尿病のような代謝性疾患にとっても重要な働きです。

また、水分を取りこむことにより食物繊維が膨潤《ぼうじゅん》し、粘度を増大させる作用が起こって満腹感が増すほか、キウイフルーツを食べることで、胃内容物排出速度が上昇するという効果があることが動物実験で判明しています。

アクチニジンの役割

アクチニジンには、胃と小腸でタンパク質の消化を高める働きがあることがわかっており、タンパク質をより速く、完全に消化してくれます。アクチニジンの効果で消化が改善されることにより、以下の効果が期待できます。

・タンパク質豊富な食べ物を食べた際の胃の重圧感を軽減する
・タンパク質の吸収をよくする
・消化の快適性を改善する

キウイフルーツに含まれるアクチニジンやそのほかの化合物は、胃の運動の調節因子としても作用し得るとされています。アクチニジンにより、タンパク質が消化された後、潜在的なペプチドがタンパク質から産生され得ることが観測されています。しかし、こうした物質が胃の運動性になんらかの影響を与えているかは、明らかになっていません。

アクチニジンがタンパク質の消化に与える影響についての有望な結果を追跡調査するため、ヒトでの臨床実験がおこなわれました。タンパク質の食事を摂取した後の胃の快適性にアクチニジンが及ぼす影響を調べたのです。

この実験では、健常な成人男性10人に、400g以上の赤身のステーキとともに、活性あるいは不活性のアクチニジンを含む200gのキウイフルーツを食べてもらいました。

胃の快適性をあらわすすべての尺度（上腹部の痛み、胃の中のゴロゴロする感じ、膨満感、げっぷ、ガスが溜《た》まる）において、活性アクチニジンが含まれたキウイフルーツを食べた男性のほうが、より軽い症状を示す結果になりました。

とくに膨満感については、統計的に有意な症状の差が示されました。

排便回数の増加が実証

キウイフルーツの摂取に反応して、腸の機能が変化を引き起こすことは、複数の臨床実験で実証され、その証拠が相次いで報告されています。

38人が体重30㎏に対して1個のキウイフルーツを３週間摂取した臨床《りんしょう》実験では、排便頻度の増加、便の量の増加、排便がよりしやすくなるなどの結果が見られたそうです。

第２の臨床実験では、33人の慢性便秘症の患者に、１日２個のキウイフルーツが２週間与えられました。キウイフルーツを摂取していた被験者らは、キウイフルーツを与えられていなかった対象被験者群と比較して、残便感のない自発的な排便の回数が大幅に増加し、結腸通過時間や直腸感覚が改善し、下剤を使用する日数も減少しました。

第３の臨床実験では、過敏性腸症候群と診断された、41人の患者の生理学的な腸機能に、キウイフルーツ摂取が与える影響が評価されました。

一日２個のキウイフルーツを、４週間摂取した被験者には、排便回数の大幅な増加と、結腸通過時間の短縮が見られたそうです。

生のキウイフルーツを、便秘や機能性腸障害の処置のために使用した臨床実験の系統的レビューでは、毎日２個のキウイフルーツの摂取は、便秘にともなう症状を軽減するものの、健康で便秘に悩んでいない被験者の排便習慣に、悪影響を与えることはないことがわかっています。

また、プールされたデータからは、1日2個のキウイフルーツの摂取で、排便回数が週に1・6回も増え、1日3個キウイフルーツを摂取すると、排便回数が週に4・1回まで増加することがわかっています。

低FODMAPの強み

過敏性腸症候群にともなう消化器系の症状は、吸収するのがむずかしい短鎖炭水化物によって引き起こされることもあるとされています。

短鎖炭水化物が、腸内細菌によって発酵すると、腸管を広げるガスを発生させ、膨満感やおなら、痛みを引き起こします。

また、腸の中に水分を引き寄せ、腸の働きを鈍くして、下痢を引き起こすこともあります。

こうした短鎖炭水化物は、FODMAP《フォドマップ》（Fermentable Oligosaccharides, Disaccharides, Monosaccharides, And Polyols　発酵オリゴ糖、二糖類、単糖類、ポリオール類の頭文字）という名のグループにまとめられています。フルクトース（果糖）、ラクトース（乳糖）、糖アルコール（ソルビトール、マンニトール）、フルクタン、ガラクトオリゴ糖（GOS）などがこのグループに含まれます。

低ＦＯＤＭＡＰの食事は、過敏性腸症候群の患者の機能性胃腸症状を管理するのによく用いられます。

興味深いことに、多くの果物や野菜が、過敏性腸症候群患者の腹部症状を引き起こす可能性がある高ＦＯＤＭＡＰ食品に分類されています。

しかしキウイフルーツは、フルクトースに対するグルコース比率のバランスがよく、フルクトースが吸収されやすくなっているため、低ＦＯＤＭＡＰの果物に分類されています。そのため、キウイフルーツは、過敏性腸症候群患者のための低ＦＯＤＭＡＰ食にも使うことができます。

小腸で吸収されにくいＦＯＤＭＡＰ食品は、結腸を通過する際に細菌によって発酵し、ガスを発生させます。また、ＦＯＤＭＡＰ食品は浸透圧が高いため、腸の中に水分を引き寄せ、腸の動く速度を変えてしまうこともあります。

こうした二つの作用が、腹痛、膨満感、過剰なガス、便秘または下痢、あるいはその両方を引き起こすのです。

高ＦＯＤＭＡＰとして一般的な食品には、牛乳、リンゴ、ブロッコリー、全粒粉パン、シリアル、パスタ、アボカド、ナシ、核果類、キノコ類ほか、数多くの種類があります。

低FODMAP食品の食事は、過敏性腸症候群の症状にとって最も効果的な食事療法であることが証明されています。

オーストラリアのモナシュ大学消化器内科学部は、医学的に過敏性腸症候群と診断された患者が低FODMAP食品の選択肢を確認し、そこから食べ物を選べるようにするために「低FODMAP認定プログラム」を開発したそうです。

認定された低FODMAP食品は、モナシュ大学の低FODMAP食品のガイドブックやアプリに掲載されています。キウイフルーツも、FODMAP食品ガイドブックやアプリに、低FODMAP食品として掲載されています。

水溶性食物繊維の多いキウイフルーツは、高齢者の便秘のどのタイプにも有効です。とくに、おなかが張ることが気になるような、こだわり便秘の人には有用です。

キウイフルーツは、胃に負担がなく簡単に食べられるので朝食向きです。2個食べれば満足感があります。

便通、便臭の悩みを改善するココア

下剤減少を確認

ココアもチョコレートも、カカオ豆を原料としています。

ココアは、カカオ豆を挽《ひ》いてペースト状にして、砂糖などを加えて、脂肪を取り除いてつくります。

チョコレートは、脂肪をほとんど取り除かず、できあがった製品に含有されるカカオマスの割合で、質の良し悪しが決まるそうです。

ココアが、どのように腸によいのか？　その調査を、次のようにおこないました。

20〜60歳の健常な女性30名で、便秘傾向（排便回数２〜５回／週、重症便秘症を除く）の者を対象とし、ココア１杯を２週間連続摂取した場合の便通および腹部の症状について確認をおこないました。

便秘は、大腸内に食事消化物が長時間留まる状態で、腹部膨満感や腹痛の原因となるばかりではなく、動脈硬化や脂質蓄積などの生活習慣病とも大きくかかわっていると考えられています。

日本内科学会、日本消化器病学会や国際消化器病学会では、共通して、排便回数の低下が便秘の重要な指標の一つと考えられています。

ココアを摂取することにより、便通および腹部の症状の軽減が認められた大きな理由として、ココアに含まれる豊富な食物繊維の効果が考えられています。

▼ココア中のリグニン効果

ココアには、不溶性食物繊維が豊富に含まれており、その中でもとくにリグニン（芳香族高分子化合物）が特徴的で、ココア中に10〜16％と最も多く含まれています。

ココアの、便通および下剤減少効果の双方に関与する成分が、カカオ由来のリグニンであると考えられるのです。

ココアに特徴的に多く含まれているリグニンは、ココア含有不溶性食物繊維の約60％を占め、他の不溶性食物繊維であるセルロースやヘミセルロースに比較して、消化管内での消化性がきわめて低く、その約80％が便中に排泄《はいせつ》されます。

今回の被験食品であるココアのカカオリグニンが周囲の水分を吸収・膨潤することで、便が嵩《かさ》増しされ、便通改善につながったと考えられます。

２０１７年には、杉山和久《すぎやまかずひさ》（森永製菓研究所研究員）らは、「カカオ由来リグニンによる便通および便臭改善の検証試験─無作為化二重盲検クロスオーバー試験」という論文の中で、カカオに含有されるリグニンが排便促進効果に有効であると報告しています。

ココアに特徴的に多く含まれているリグニンは、ココア含有不溶性食物繊維の約60％を占め、他の不溶性食物繊維であるセルロースやヘミセルロースに比較して消化管内での消化性がきわめて低く、その約80％が便中に排泄されるとされています。

また、前述の杉山らの論文によれば、排便回数・排便量の改善に加えて、ココアを摂取することによって、糞便中のアンモニア濃度が減少することが確認されています。便臭に悩まされる人にとっても、ココアは有用と考えられます。

そこでカカオ70％のココアを用いて、96ページのような調査をおこないました。

▼カカオ70％のココア

●原材料名　ココアパウダー（ココアバター15～17％）、砂糖、カカオマス、香料、乳化剤、甘味料（アスパルテーム・L-フェニルアラニン化合物）※原材料の一部に乳製品を含む
●内容量　２００g

ココアの栄養成分表（大さじ1杯＝20g当たり）
・熱量　68kcal
・タンパク質　３・０g
・脂質　２・５g
・糖質　８・３g
・食物繊維　４・３g
・ナトリウム　０・００１～０・０３４g
・ポリフェノール　６１０mg
（乳脂肪分３・８％、牛乳は１２０mlあたり83kcal）

おなかのリセット王「オリーブココア」

オリーブココアをご紹介しましょう。

【材料】
カカオ70％のココア　大さじ山盛り1杯（約20ｇ）
オリゴ糖　大さじ1杯
エキストラバージン・オリーブオイル　小さじ2杯
300cc のお湯（お湯280cc と、温めたミルクまたは豆乳20cc でもよい）

【つくり方】
①カップに、ココアと少量のお湯（小さじ2杯程度）を入れて、スプーンでよくかき混ぜる
②①に残りのお湯を注ぎ、オリゴ糖を入れてさらに混ぜる
③エキストラバージン・オリーブオイルを入れる（混ぜずに飲む）

このオリーブココアを、昼食代わりに9人の男女（30～50歳）に試しに飲んでもらいま

お湯300ccとオリーブココア300ccで比較

性別	男		男		男		男	
年齢	48歳		39歳		35歳		30歳	
飲み物	お湯	ココア	お湯	お湯	お湯	ココア	お湯	ココア
飲んだ直後の満腹感	△	○	×	○	×	○		×
夕食前の空腹感	○	×	○	○		×		○
備考	飲んだ直後はおなかがいっぱいに感じたが、その後は普通におなかがすいた	ゆっくり飲んだためか飲用直後から満腹感があり、夕食までに空腹にはならなかった	飲んだ直後もとくに変化を感じなかった	一気に飲んだため、直後の満足感は高かった。夕食前には多少空腹感は出た		ココア300ccを飲んだことにより空腹感はなくなり、夕食まで続いた		かなり空腹感があったため、とくに変化を感じることはなかった

性別	男		男		男		女		女	
年齢	40歳		40歳		41歳		41歳		37歳	
飲み物	お湯	ココア	お湯	ココア	お湯	ココア	お湯	ココア	お湯	ココア
飲んだ直後の満腹感		○		○		○		○		○
夕食前の空腹感		×		×		×		×		×
備考		かなり満腹感を感じることができた		量も多かったため満腹感は高かった。しばらく満腹感は続いた		飲む量の負担はなく、満腹感を得ることができた		飲む量が少し多かったが、その分満腹感は高かった		満腹感は高かった

※15時に飲んで、夕食時の空腹感

した。飲んだ直後の満腹感（満足感）は９名中８名が感じ、さらに夕食前まで９名中７名は空腹感を感じませんでした。

このよう結果は、通常のお湯と比較してオリーブココアは胃内での流動性がゆっくりであり（オリーブココアは粘稠度《ねんちゅうど》があるのか）、夕食前まであまり空腹感が感じられなかったのではないかと思われます。

また、私は以前、温《あたた》かいものにエキストラバージン・オリーブオイルを入れて摂取することで、体が温まることが継続するということを指摘しました。

カカオ70％のココア20ｇには、食物繊維４・３ｇが含有されており、さらにはエキストラバージン・オリーブオイル、オリゴ糖も含有されているので、胃腸をすっきりさせて、腹持ちのよい飲み物であると考えられます。

食べすぎ、飲みすぎのとき、胃腸を休ませてリセットするのに最適といえるでしょう。

さらに次のような調査をおこないました。カカオ70％のココアを1日1杯（１２０cc のお湯にカカオ70％のココアを山盛り1杯20ｇ入れたもの）を、マグネシウム製剤内服中の慢性便秘症の方22名に30日間連続して摂取してもらいました（この調査はヘルシンキ宣言に則って実施しました）。ココア摂取前のマグネシウム製剤内服量１・０９ｇから、ココア摂

カカオ70%のココアの慢性便秘症患者に対する効果

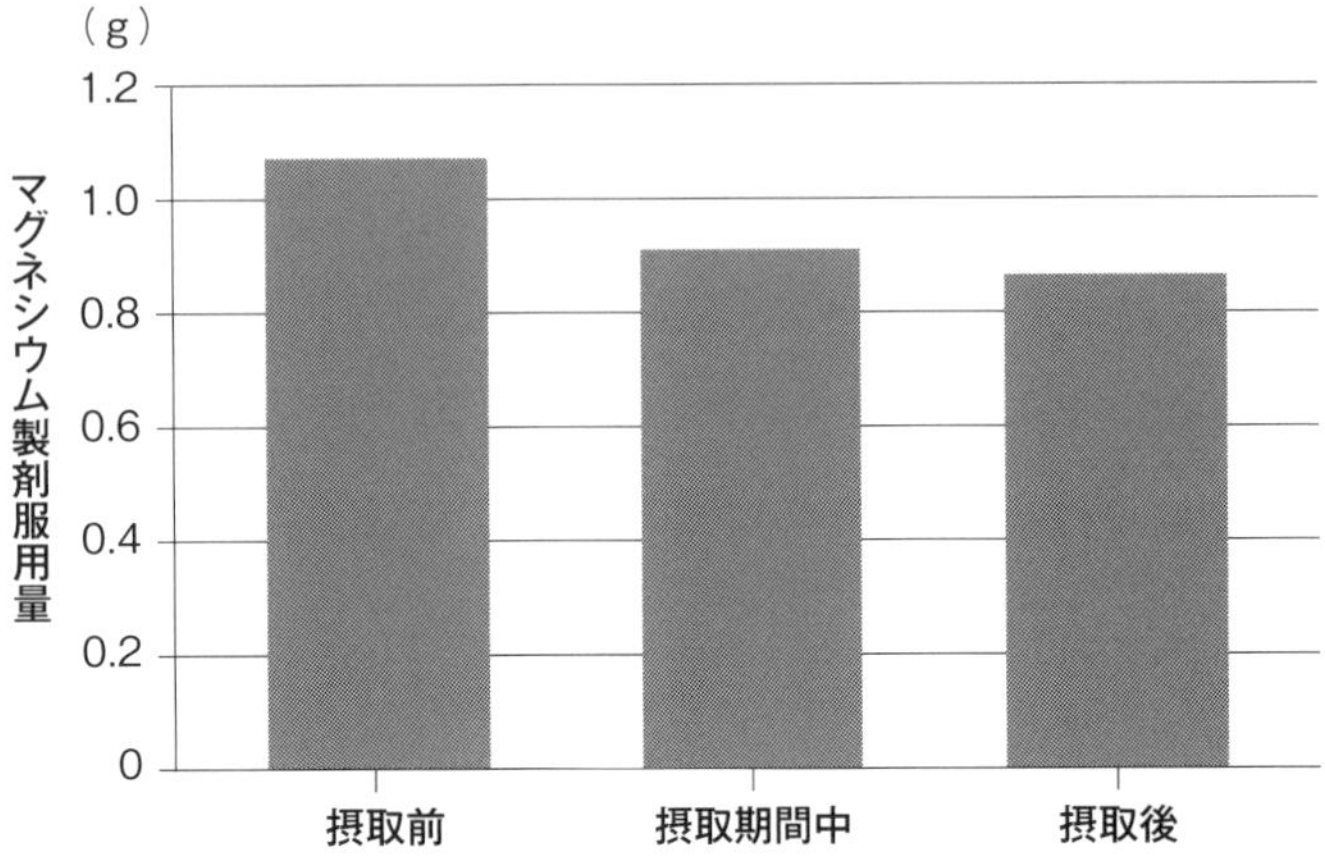

取後、マグネシウム製剤0・86gへと有意に減少させることが可能でした。カカオ70%のココアを用いたココアを飲むことで、マグネシウム製剤を服用していた慢性便秘症患者のマグネシウム製剤服用量を減量できることが確認できました。

さらにカカオ70%のココアでは、不溶性食物繊維4・3g(リグニンも含有、ただし量は不明)、水溶性食物繊維2・3gという食物繊維によって、排便状況改善、便の性状改善につながったと示唆されました。

このように、カカオ70%のココアによって腸内環境改善をすることが可能であると示唆されました。

バナナは腸内環境整備の優等生

▽おなかの調子をよくする栄養成分の塊

おなかの調子がよくなる、といわれているバナナについて、調べてみました。

バナナには、エネルギー源になる糖分をはじめ、マグネシウム（１００g中32㎎）、カリウムといったミネラル類、ビタミンB群、ビタミンE、葉酸、アミノ酸の一種であるトリプトファン（セロトニンの合成に必要な物質の一つ）、食物繊維（１００g中、水溶性食物繊維０・１g、不溶性食物繊維１・０g）などの諸成分が含有されています。

日本人の必要栄養素成分で不足しているものにマグネシウム（１日必要量３００～３２０㎎）、食物繊維（現在１日平均摂取量14～15g、必要量20g）などがあり、これらを補足するのに有力な果実なのです。

マグネシウムには、腸管に働きかけて、腸の細胞から水分を引っ張って便を湿潤にすること、人間のＡＴＰ（アデノシン三リン酸）を産生するときに、補酵素として働くこと、神経の興奮を抑制する作用など、多数の作用が認められます。

腸内環境という意味でも、有効です。軟便にして、排便をスムーズにすることを助けるので、腸内環境を改善の方向に向かわせるのです。

バナナ100g中に1・1g含有される食物繊維は、便の素になり、その一部は分解されて短鎖脂肪酸となり、その中の酪酸は、腸にとってエネルギー源となるなど、さまざまな有用な作用をするのです。

バナナに含有されるトリプトファンは、ビタミンB_6とともに作用し、セロトニンを合成するのに必要です。

セロトニンは、95%は腸で産生され、腸管運動を起こす物質として作用します。またバナナには、ポリフェノールが含有されており、果実の中では比較的強い抗酸化作用を有するるのです。

▼腸だけでなく皮膚にも好影響

そこで、日本バナナ輸入組合に協力していただいて、バナナの皮膚と腸に対する効果を調査しました。本試験は医学調査の倫理規定、ヘルシンキ宣言に則っておこないました。

対象は39～49歳までの女性36人です。36人に対して事前に皮膚画像診断および皮膚弾力性測定をおこない、皮膚の水分値が低い人、21人を対象としました。皮膚画像診断および皮膚弾力性測定は、バナナ摂取２週間前におこないました。

その後、この21人に対してバナナ１日２本（約２００g）を４週間摂取してもらいました。その間の食事内容、生活内容は通常の生活をしてもらいました。

その結果、バナナ摂取４週間後には、排便の状況が改善し（排便回数増加、排便量増量など）、それとともに皮膚の明るさ、水分、油分、弾力などが有意に改善しました。

とくに、水分に関しては、バナナ摂取開始２週間前と比較し、バナナ摂取４週間後には有意に水分が増加しました。しかし、摂取中止２週間後には、水分が有意に減少を認めました。

以上のことから、バナナを４週間連日摂取すると、皮膚の水分、油分、弾力などが有意に改善することが判明したのです。これは、バナナによって、内臓感覚が改善し、それとともに皮膚感覚も改善したといえるでしょう。

皮膚の見た目は、老化に大いに関連しています。皮膚の老化は、皮膚の肌理《きめ》や角層の乾燥、たるみなどで示されます。また、皮膚の肌理のパターンの大きさを決めているのは、角層の厚さと水分量、およびそれらによって決まる角層の硬さです。

つまり、皮膚の水分量が増加すれば、皮膚の肌理がよくなり、それによって、見た目が若くなることにつながってくるのです。

このバナナのデータは、腸内環境がよくなると、皮膚の水分量が増加を示し、見た目の老化予防ができるということが示唆《しさ》されます。

腸内環境がよくなる、つまりは腸の機能低下を予防できれば、見た目の老化も予防できるといえるでしょう。

▼腸と皮膚が若返る

このバナナのパワーを、さらにアップさせる方法があります。8等分に切ったバナナにエキストラバージン・オリーブオイルを、大さじ1杯かけて食べるといいのです。

バナナの甘みと、エキストラバージン・オリーブオイルの持つ辛《から》みが、絶妙にブレンドされて、ビタースウィートな味でおいしく食べられるのです。

バナナの腸と皮膚に対する効果に加えて、エキストラバージン・オリーブオイルの持つ四つの抗酸化作用（ポリフェノール、オレイン酸、葉緑素、ビタミンE）および、オレイン酸の持つ消化管作動作用が加われば、バナナのパワーをさらにアップすることが可能なのです。

皮膚の老化は、①シワ、②皮膚のたるみによって起きます。これらは、角層の乾燥によってできたシワ、あるいは筋肉の緊張によってできたシワが、真皮《しんぴ》の構造の変化も引き起こして、目に見えるようになったと考えられます。

老化した皮膚では、乾燥が目立ちます。その原因としては、角層では保湿に関与するアミノ酸や皮脂由来のグリセリンが減少し、角層の層数が増加したことによって、体内からの水分供給が滞《とどこお》っているためと考えられます。

よく、皮膚の肌理は細かいほどよいといいます。肌理のパターンの大きさを決めているのは、角層の厚さと水分量、そしてそれらによって決まる角層の硬さだそうです。

冬になると皮膚が乾燥し、皮膚の保湿力低下が指摘されますが、最近では夏にも起こり得ることがわかりました。

ジメジメした外出先から、オフィスや家に戻ると、ひんやりと乾燥した環境に入りやすいからです。最近のビルや家は気密性が高いため、真夏に湿度20％以下になることもあるのだそうです。

湿度が35％以下になると、皮膚に障害が起きることが指摘されています。真冬、真夏には、腸の運動障害が起こり、停滞腸や便秘に陥りやすいことも判明しています。

皮膚の老化を予防するには、原因となる紫外線を予防するとともに、食事因子も重要なのです。つまり、食事内容が悪く腸内環境が悪化すると、ビフィズス菌などの善玉菌が減少し、腸内細菌が産生したフェノール類などが吸収され、血流を介して皮膚に蓄積します。表皮細胞の正常な分化に変調をきたすことで、皮膚の乾燥を引き起こすのです。

バナナ摂取後には、排便の状況が改善し、それとともに皮膚の明るさ、水分、油分、弾力などの項目が有意に改善しました。

とくに、水分に関しては、バナナ摂取開始2週間前と比較し、バナナ摂取4週間後には有意に水分が増加しましたが、摂取中止2週間後には、水分が有意に減少を認めました。

これはバナナによって内臓感覚が改善し、それとともに皮膚感覚も改善したといえるでしょう。

▼多様な健康機能

バナナには、筋肉のエネルギー源となる必須アミノ酸をはじめ、カリウムやマグネシウムといったミネラル類、ビタミンBやビタミンE、葉酸や食物繊維など、体に必要な栄養成分が多彩に含まれています。

①骨粗鬆症《こつそしょうしょう》予防に不可欠なマグネシウムが豊富

マグネシウムには、カルシウムと共同して骨の形成を助け、骨粗鬆症予防への効果が期待されます。

②食物繊維・難消化性デンプンがとれる

豊富な食物繊維は、便秘予防のほか、コレステロールの吸収を抑制する働きがあります。また、難消化性デンプン（胃や小腸で分解されず大腸に届くデンプン）も多く含まれます。

③ビタミンB_2がとれる

ナイアシンやビタミンB_6と並び、B_2。ビタミンB_2は、光やアルカリに弱く反応を起

期待される健康機能

整腸作用	バナナに含まれている食物繊維・難消化性デンプンが腸の働きを整えます	とくに「青めバナナ」にその機能が顕著に期待されます
美肌効果	バナナに含まれているビタミンB_2やB_6には、美容・美肌効果が期待できます	とくに「黄色バナナ」にその機能が顕著に期待されます
胃潰瘍抑制効果	ラット実験(胃潰瘍モデル)でバナナに含まれるリン脂質などに胃潰瘍抑制効果が期待されます	とくに「茶色バナナ」にその機能が顕著に期待されます
代謝促進作用	バナナはカリウムを豊富に含んでいます。このカリウムには、高血圧の原因となるナトリウムや老廃物を尿とともに体外へ排出させる作用が期待されます	汗や尿でナトリウムが排出されるとき、カリウムも同時に排出されますが、バナナ1本で36㎎のカリウムを補給できます
運動時の効果的なエネルギー補給	バナナには、ブドウ糖、果糖、ショ糖、デンプン、難消化性デンプンなど吸収される速度の違う糖が含まれており、運動前、中、後と時間差で体にエネルギーを補給します	アスリートにとってバナナはサポート食品ともいえるのです
脂肪燃焼作用	バナナに含まれるビタミンB類や必須アミノ酸には、脂肪燃焼を促進する働きがあるものがあります	バナナはダイエット食品として注目されています

こしやすいうえ、水にも溶け出してしまう性質を持っていますが、生食が基本のバナナなら、栄養成分を損なわず摂取することができます。

バナナに期待される、主な健康機能について述べておきます。

106ページのような効果が考えられています。

▼「夜バナナダイエット」の長所

甘いバナナは「食べると太る」と思われがちですが、じつはバナナ1本（100g）のカロリー数はたったの86kcalで、2本食べたとしても172kcalです。これは茶碗1杯分のごはん（150g・252kcal）よりも少ないカロリー数です。

日本人は、比較的夕食に重きを置きます。夕食は、料理そのものが高カロリーだったり、朝・昼に比べてたくさんの量を食べたり、食事と一緒にお酒を飲んだりします。これは、太りやすく、やせにくい食事パターンを繰り返していることになります。

裏を返せば、夕食の量を減らすことができれば、ダイエットも可能になるのです。しかし、習慣化した食べ方を我慢するのはたいへんなストレスになります。

腹持ちがよく、満腹感を得られ、腸にもやさしく、低カロリーのバナナを夜に食べることで、自然と夕食の量を抑えられ、過食を防ぐことができるのではないか。腹持ちのよいバナナなら、夜中に空腹感に苦しむこともなく、無理せずに続けられるのでリバウンドする可能性も少ないのではないか。そう考えて実験しました。

「夜バナナダイエット」のやり方は、とても簡単です。

夕食の約30分前にバナナ2本を食べ、その後にお湯もしくは緑茶を約200㎖飲むだけです。

バナナ2本と水分200㎖をとると本当におなかがいっぱいになります。

これで脳が満足するので、夕食の時間になっても脳から「たくさん食べたい！」という指令が出ません。

その結果、自然と過食を抑えられるのです。「食べすぎてしまった」と後悔することもなく、空腹や食欲を「我慢できなかった」と自分を責めることもありません。

夜バナナダイエットの長所は、ダイエットのストレスがないことに加え、栄養バランスがよく、体調を整えるサポートにもなることです。

効果を聞くと、「夜バナナダイエットを始めた翌朝に、ドサッと便が出た」「毎食後に便が出るようになった」など、おなかがよくなったという声が多く、便秘に効果を感じている人が多いことがわかりました。

バナナには、食物繊維が豊富に含まれています。食物繊維は大きく分けて、水に溶けている「水溶性食物繊維」と、水を吸って膨らんで便の材料となる水に溶けない「不溶性食物繊維」の2種類があります。

水溶性食物繊維は、小腸で余分な糖分やコレステロールの吸収を防いだり、血糖値の急激な上昇を抑えたりする働きがあります。不溶性食物繊維は、食べるとおなかの中で膨らみ満腹感が高くなり、便の量を増やします。

この二つの食物繊維は、それぞれ体の中で異なった働きをするため、両方をとる必要がありますが、バナナは両方の食物繊維を含んでおり、ダイエットだけでなく、腸内の環境を整えるのにも効果的です。

ここからが注目すべき点です。バナナの色は、追熟の具合を示しています。「熟度」に応じて、バナナの魅力は変化するのです。

▼「青めバナナ」で整腸

繰り返し述べてきたように、食物繊維には、水に溶ける水溶性食物繊維と、水に溶けない不溶性食物繊維の２種類があります。

どちらの食物繊維も、腸内に生息する善玉菌である乳酸菌やビフィズス菌のエサ（栄養源）となり、これを増やしてくれます。

乳酸菌やビフィズス菌が増殖すると、これらの善玉菌が体によい短鎖脂肪酸を合成し、結果として摂取した食物を消化管内にスムーズに消化吸収させるための腸の蠕動運動を助けます。

とくに水溶性食物繊維は、水に溶けるとゲル状になり、腸内の余分な脂質（コレステロール）に吸着し、包みこんだまま便として体外へ排泄してくれる役目も果たします。

バナナに多く含まれるのは、不溶性食物繊維のほうですが、水溶性食物繊維も含んでいますので、これら両方の効果が期待できます。そしてこの水溶性食物繊維が分解されて、短鎖脂肪酸である酪酸が産生されやすくなるのです。

バナナには、フラクトオリゴ糖という糖類も含まれていますが、これは比較的消化され

青めバナナと黄色バナナの違い

バナナの「熟度」	味・食感	期待される健康機能
・「青めバナナ」フレッシュさを求めるならこれ！ ・「整腸効果」も期待できる	・さっぱりした甘さや酸味を楽しみたい方におすすめです ・固めでしっかりとした食感が楽しめます	・とくに「整腸効果」が期待できます
・「黄色バナナ」おいしくて「美容効果」も期待できる！バナナの大本命	・甘味、香り、噛みごたえのバランスがとれたバナナらしい味わいが楽しめます ・ほどよい弾力があります	・とくに「美容効果」や「アンチエイジング効果」が期待できます

にくい構造をしています。

そのため、胃や小腸で消化・吸収されることなくそのまま大腸へと届き、食物繊維と同様に善玉菌のエサとなり、これらを増殖させて、排便回数が増加したり便性を改善したりするなどの効果が期待できます。

しかも、腸内に生息する悪玉菌の一種であるウエルシュ菌に利用されないので、より腸内環境を良好に保つことができます。

なぜ「青めバナナ」には、とくに「整腸効果」が期待できるのでしょうか。

整腸効果を考えるうえで、もう一つ忘れてはいけない成分があります。それは「難消化性デンプン」と呼ばれるもので、これが食物繊維と同様の働きをすることがわかっています。

しかも、この難消化性デンプンは、「青めバナナ」に多く含まれ、成熟するにつれて分解されて糖化していきます（バナナが成熟に従い甘味を増すのはこのためです）。

バナナ100gあたり19・3〜25・8gが糖質ですが、弘前《ひろさき》大学の加藤陽治《かとうようじ》教授らの研究によると、未熟な段階では約20％がデンプン質の形をとり、糖分との割合はデンプン：糖＝20：1で、これが熟成すると1：20に逆転することがわかりました。

つまり、まだ熟し切っていない「青めバナナ」には、食物繊維と同様の働きをする難消化性デンプンが多く含まれている分、とくに「整腸効果」が期待できるのです。

そして、「青めバナナ」にエキストラバージン・オリーブオイルをつけて食べるとおいしくて、腸に対する作用がさらにアップするのです。

▼「黄色バナナ」の高抗酸化力

「黄色バナナ」は、身近な食品中で最も抗酸化力が高く「アンチエイジング効果の期待できる食品」といわれています。

呼吸によって空気から得た酸素は、体内でエネルギーの生産などに使用されます。しかし、取り入れられた酸素は、過剰になると体内で活性酸素を派生します。

この活性酸素は、ちょうど金属に錆《さび》がつくのと同じように、体内の細胞や組織を錆びつかせ、糖尿病や高血圧症、肝機能低下などの生活習慣病、がんなどの重篤《じゅうとく》疾患の原因になるといわれています。

また、活性酸素は、老人性痴呆《ちほう》や白内障、シミやシワの原因にもなるなど、エイジング（老化）の引き金にもなることが指摘されています。

この活性酸素を除去する働きがある、抗酸化物質と呼ばれるものがあり、これを多く含む食品にはアンチエイジング効果があるとみなされています。

バナナは、身近にある食品の中で抗酸化力が高い食品であることが、東北大学の大久保《おおくぼ》一良《かずよし》教授らの「活性酸素の消去試験」でわかりました。

同研究は、食品が活性酸素を消去するときに発生するエネルギーの大きさを、光の強弱で測定したもので、抗酸化力が大きいほど強く発光します。研究の結果、バナナが最も強く光ることが明らかになりました。

腸の負担を軽くするもち麦パワー

もち麦（スーパー大麦）って何？

戦後しばらくは、日本での主食はひきわり飯（米6～7：大麦4～3）でした。その頃は大腸がん、便秘、糖尿病などが、現在と比較して少なかったのです。

大麦は、米、トウモロコシに次ぎ、世界の生産量で、第4位の作物です。大麦は小麦や米、トウモロコシと同じイネ科の穀物で、「はだか麦」と「皮麦」に大別されます。

穀物として食されるのは、はだか麦のほうで、米にうるち米ともち米があるのと同様、はだか麦も「うるち性」と「もち性」のものがあります。

うるち性の大麦のうち、最も一般的なものが「押し麦」です。よく麦とろごはんに使用されていますが、少々パサついて食べづらい印象をもたれがちです。

これに対し、もち性の大麦が「もち麦」で、もちもちとした食感からおいしいと評判です。この差はデンプンの構成内容によるもので、もち麦のデンプンは、粘性が強いアミロペクチンが主体となって構成されます。さらに最近ではスーパー大麦（オーストラリア産バリーマックス）も開発され、発売されています。

①押し麦（うるち性）

麦めしでおなじみの大麦。うるち性の大麦の中で最も一般的なもので、麦とろごはんによく使用されています。水を吸収しにくい大麦を蒸気で加熱してやわらかくし、ローラーで平らにすることで食べやすく加工。平らにしたあと乾燥させ、冷却しています。

②胚芽押し麦（うるち性）

栄養価の高い胚芽《はいが》を残した押し麦の一種です。精麦段階で削り落とされる「胚芽」を残して、押し麦と同様の加工を施《ほどこ》したもの。胚芽には不飽和脂肪酸やビタミンB_1、ビタミンEが豊富なため、栄養価は高くなります。ただし、においやクセが比較的強く出ます。

③丸麦（うるち性）

熱処理をしていないので、麦本来の風味を味わえます。外皮を取り除き、まわりを削っただけの、押し麦に加工されていない丸い形状をした大麦。消化の面では押し麦に軍配が上がりますが、熱処理もローラーによる圧縮もしていないので、麦が持つ本来の風味を堪能《たんのう》することができます。

④ **米粒麦**（うるち性）

うるち性の大麦の中では、食べやすさナンバーワン。大麦に特徴的な真ん中のスジ（黒条線）に沿って半分に切断し、お米の形に似せて加工された大麦。比重もお米に近くなるようにしてあるため、お米に混ぜて炊いても抵抗がなく、大麦特有の食べにくさが軽減されています。

⑤ **もち麦**（もち性）

水溶性食物繊維が多く、もちもちした食感の大麦で、今ブームになっている食材です。アミロペクチンという、粘性が高いデンプンの割合が多いもち性の大麦で、もちもち、プチプチした食感が特徴です。水溶性食物繊維のβ-グルカンがとくに豊富に含まれていて、腸内環境を整え、またダイエット効果が高いと称されています。

このもち麦が、おいしくてダイエット効果もあるということで、注目を浴びたのです。

⑥ スーパー大麦（もち性）

もち麦と同様、食物繊維が多く（１００g中22・６g）、水溶性食物繊維も17・８g前後含有しています。

もち麦ごはんのすすめ

もち麦の歴史は古く、紀元前からアジア地域で栽培が始まり、その後ユーラシア大陸全土とアフリカ東北部にまで広がりました。日本では、瀬戸内海に面した四国・中国の各県で、昭和初期まで広く栽培されていました。

現在、国内での生産が復活していますが、そもそもはだか麦の国産自給率は10％以下しかなく、スーパーなどで売られているもち麦も輸入品が多いようです。

では、このもち麦の特徴とはいったい何なのでしょうか。

第一は、水溶性食物繊維の含有量の多さです。

通常の押し麦は、100gの中のエネルギー量は340kcal、食物繊維含有量は9・6g（うち水溶性食物繊維6・0g、不溶性食物繊維3・6g）です。

一方、もち麦は、100g中でエネルギー量339kcal、食物繊維含有量12・9g（うち水溶性食物繊維9・0g、不溶性食物繊維3・9g）と、押し麦よりさらに食物繊維が多いのです。米の食物繊維含有量0・5gと比較すると桁違《けたちが》いに多いことがおわかりいただけるでしょう。

私は、このような特徴を持つもち麦を用いたもち麦ごはんを、私のクリニックの慢性便秘症で通院している患者さんにすすめています。

多くの方から、硬い便が改善した、腹部膨満感が軽減した、という声が聞かれるようになりました。中には服用していた酸化マグネシウムを中止しても、排便が可能になった人もありました。

▼アメリカ食品医薬品局も注目

振り返ってみると、戦後しばらく日本では、現在よりも便秘の人が少数でした。

糖尿病の人も少なかったのです（現在１９６０年代の35倍の糖尿病の人がいます）。

現在、便秘症の人は、１０００万人以上存在するといわれています。厚生労働省「国民生活基本調査」によると、１９９８年（平成10年）の調査では人口１０００万人あたり、女性46・７人、男性は18・６人でしたが、２０１０年（平成22年）の調査では、女性50・６人、男性24・７人と増加傾向を認めています。

とくに65歳以上になると、男性でも便秘症の患者さんが急増してくるのです。

また、１９６０年代は、まだ大腸がんの死亡率も低値でした。その理由が、当時は麦ごはんを主食にしている人もいたから、とは考えられないでしょうか。

裏を返せば、２０００年以降急増している大腸がんに対して、もち麦ごはん（大麦ごはん）は予防的に作用する可能性が期待できるのです。

もち麦ごはんは、腸の負担を軽減するので、メタボリックシンドロームやダイエットにも有効ではないかと考えられます。

では、その味のほうはというと、昔は、確かにお米に比べてまずいと感じられた大麦ごはんですが、もち麦ごはんにすれば、誰もがおいしく食べられます。

腸の健康が気になる人は、一汁三菜の「主食」として、もち麦ごはんを取り入れることをおすすめしたいと思います。

２００６年、アメリカ食品医薬品局（ＦＤＡ）が、大麦の食物繊維に含まれるβ-グルカンの効能を認可しました。

厚生労働省も、２０１６年になってβ-グルカンについての研究を進めるようにとのコメントを出しましたので、今後日本でも、さらに新しい知見が増加していくと思います。

▼太りにくい体質づくりに

近年、日本人の食物繊維摂取量は年々減少傾向にあります。これが日本人の腸の健康を阻《はば》み、便秘を引き起こしたり、大腸がんを増やしたりする原因の一つになっている可能性があるのです。

日本人の食物繊維摂取量が減っている理由の一つに、穀類からの食物繊維の摂取が減っていることが挙げられます。

「そんなことをいっても、日本人は毎日白米を食べているじゃないか」と思われるかもしれませんが、先ほどもち麦と比較したように、白米には、それほど多くの食物繊維が含まれていません。

明治時代の一般庶民は、大麦の入った「ひきわり飯」を主食としていました。戦後しばらく日本では、大麦摂取量は米に次ぐものだったのです。ところが、その後、食生活の変化などで、大きく減少しました。

これは「腸の健康を保つ」という観点からいうと、たいへんなマイナスです。大麦の一種の「もち麦」には、昔からよく食されてきた「押し麦」以上に水溶性食物繊維が豊富に含まれます。

β-グルカンは、便をやわらかくして便秘の解消に貢献し、排便状態がよくなります。腸内にすむ善玉菌にとって、水溶性食物繊維は格好のエサになって「腸内環境が改善」されます。また、糖や脂肪の吸収をゆるやかにして「太りにくい体質」をつくってくれるのです。

私が、もち麦をおすすめする理由はそれだけではありません。もち麦ごはんは、食感がもちもちしていて、とにかく「おいしい！」のです。

最近、炭水化物抜きダイエットが流行していますが、このダイエット法では、食物繊維が極端に不足するリスクが高まります。これ以上食物繊維を減らす食事は、体に大きなダメージを与えることは想像に難《かた》くありません。

もち麦ごはんを一膳食べるだけで、約2・7gの食物繊維を摂取できます。もち麦ダイエットでは、1日2食のもち麦ごはんを食べるようにおすすめしているので、さらにその効能が期待できます。

もち麦には、不溶性食物繊維と水溶性食物繊維の両方がたくさん含まれているので、腸内環境が整い、便通が改善されます。さらに、下腹膨満が解消され、ダイエット効果が期待できるのです。

また、もち麦には水溶性食物繊維のβ-グルカンがとくに豊富です。100gあたり6・2〜6・5g含まれています。スーパー大麦でもβ-グルカンが同程度含有されています。β-グルカンは、糖や脂肪を吸着して排泄する働きを持つため、よけいな脂肪を付けることを防げるのです。

さらには、糖の吸収を抑えることで血糖値の上昇を防ぐことができ、血糖をコントロールするホルモンといわれる、インスリンの分泌を抑えるのです。その結果、体重を減らして、体型や見た目もスッキリするわけです。

β-グルカンの健康作用

２００６年、アメリカ食品医薬品局（ＦＤＡ）が、大麦および大麦を含んでいる食品について、そのコレステロールを低下させる働きを認め、「冠動脈疾患（ＣＤＨ）のリスク低下に役立つ」と製品に表示することを許可しました。欧州食品安全機関（ＥＦＳＡ）も、同様の認可をしています。

大麦に含まれるβ-グルカンの主な作用としては次のようなものがあります。

①**消化管への作用**

・整腸作用（プロバイオティクス効果）、腸内細菌による発酵促進

・胃粘膜保護作用

②**免疫調節作用**

・腸管免疫の賦《ふ》活《かつ》作用、感染防御作用、抗アレルギー効果

③**血中コントロールと脂質の吸収を抑制する作用**

・糖代謝や脂質代謝を改善する作用

④血糖値上昇抑制作用、血中インスリン濃度調整作用

・糖尿病予防効果

⑤心臓・循環器系の健康維持

・血圧上昇抑制作用

・脂質代謝の改善作用

▼腸内の善玉菌の栄養源

まず注目したいのは、大麦に含まれる水溶性食物繊維（大麦β–グルカン）が、大腸内に存在する善玉菌の栄養源になるということです。

その結果、善玉菌が増加し、腸内環境が整えられ、病気や老化の原因となる悪玉菌の増加が抑制され、排便力がアップして便秘解消にもつながってくるのです。

便秘の解消によって、老廃物の腸内滞在時間が短くなり、大麦に豊富に含まれるβ–グルカンが、大腸の腸内環境を整えてくれるので、大腸の表面細胞が正常になり、がん細胞に変化するのを予防してくれることも期待できます。

近年の研究では、大麦β-グルカンのような水溶性β-グルカンには、免疫系を刺激して感染症抵抗力を強める効果や、慢性の炎症を抑制する効果なども報告されています。β-グルカンは、植物や海藻、キノコなどに多く含まれていますが、以前からこれが免疫機能を強化し、がんなどの疾患に効果を示すことがいわれていました。

食品として摂取したβ-グルカンは、おもに消化管粘膜を介して免疫機構を活性化すると考えられています。

大腸内の発酵が促進

少し専門的な内容になりますが、大麦β-グルカンのヒトの腸内環境に対する効果について、近年の報告をいくつか紹介しましょう。

その一つが、２００２年にアメリカの栄養学術誌“The Journal of Nutrition”誌に報告されたものです。

健常者10例に対して、A群には高β-グルカン大麦（β-グルカン含有量17・７％）、B群には通常の大麦（β-グルカン含有量５・３％）を摂取させて比較しています。

それによると、A群の呼気中の水素の排出量は、B群と比較して食後1時間以降は高く、とくに食後2～4時間は有意に高かったそうです。これは大腸内における発酵の促進を示しており、A群の高β-グルカン大麦が大腸内の環境に有効な作用をしていることが示唆されるのです。

もう一つの論文は、2010年に"Food Research International"誌に公表されたものです。この論文では、健常者を2群にわけ、β-グルカン0・75gを毎日摂取したA群26例と、β-グルカンなしのB群26例を比較しています。

その結果、β-グルカンを30日間摂取したA群では、腸内環境が改善傾向を示し、排便力も強くなっているというデータが出ました。

便秘傾向の人は、大麦β-グルカンを含有する大麦入りごはんをとることで排便促進効果が期待できるのです。

第4章

老化・病気を防ぐ食生活

「地中海式和食」のすすめ

二つの健康食文化

和食文化は、２０１３年ユネスコ無形文化遺産に認定されました。２０１０年には、スペイン、イタリア、ギリシャなどの地中海型食生活も無形文化遺産に認定されています。この二つは、他の無形文化遺産、たとえば、フランス料理などと異なる点があります。貧しい国の食事とされていた、オリーブオイル中心の地中海型食生活が、ミネソタ大学教授のアンセル・キーズ博士などによって、健康食として世界に認知されるようになりました。

また同時に、１９７７年のアメリカのマクガバンレポートが公表されて、和食がヘルシーということが認知され、それが引き金となって和食の世界的なブームへとつながっていきました。

地中海型食生活、和食のこの二つの食スタイルは、文化的側面ももちろん重要ですが、健康という側面からも世界の人々に認知されるようになったのです。日本、地中海沿岸国（イタリア、スペイン、ギリシャなど）は、いずれも長寿国です。

二つの食スタイルを見てみますと、よく似ています。その差異は、エキストラバージン・オリーブオイルをとるか、とらないか、日本のように発酵食《はっこうしょく》（植物性乳酸菌など）や出汁《だし》（旨《うま》み成分）を多くとるか、とらないかなどの点なのです。

そこで私は、この二つの食スタイルのいいところをとった「地中海式和食」を提案しているのです。簡単にいえば、日本の一汁三菜の食事にエキストラバージン・オリーブオイルを上手に取り入れればよいのです。

▼排便力がつく、腸管免疫を高める、体を酸化させない食べ方

地中海式和食は、とても腸によい食生活です。まずは「腸の働きをよくする食べ方とは何か」から、地中海式和食のよさを考えていきましょう。

腸の働きによい食べ方は、次の3点、つまり「排便力がつく食べ方」「腸管免疫を高める食べ方」「体を酸化させない食べ方」です。

▼**排便力がつく食べ方**

腸が元気に動くには、次のような習慣、食事、栄養素が必要です。

①1日3食きちんと食べる
②就寝の3時間前までに食べる
③水分をしっかりとる
④食物繊維をバランスよくとる（1日20g以上の食物繊維をとる、不溶性食物繊維：水溶性食物繊維の比率を2：1にする）
⑤エキストラバージン・オリーブオイルをとる（1日に15〜30㎖）
⑥オリゴ糖をとる（1日に5g以上）
⑦植物性乳酸菌をとる（ラブレ菌含有飲料水1本でも可）
⑧マグネシウムをとる（1日に1000㎎）
⑨ビタミンCをとる（野菜や果実でとる）
⑩グルタミンをとる（1日に5g以上）
⑪ペパーミントをとる（ペパーミントティー1日2杯）

▼腸管免疫を高める食べ方

消化管は大きな免疫臓器で、全身のリンパ球の約60％が腸に集中しているといわれています。この腸管免疫を高める食べ方は、こんな食べ方です。

①グルタミンをとる（１日に５ｇ以上）
②オレイン酸をとる（エキストラバージン・オリーブオイルを１日に15〜30㎖）
③植物性乳酸菌をとる（発酵食やラブレ菌含有飲料水をとる）
④食物繊維をとる（１日20ｇ以上の食物繊維をとる、不溶性食物繊維：水溶性食物繊維の比率を２：１にする）
⑤マグネシウムをとる（１日に１０００㎎）
⑥オリゴ糖をとる（１日に５ｇ以上）
⑦ビタミンＣをとる（野菜や果物でとる）
⑧水分をとる
⑨魚をとる（ＥＰＡ、ＤＨＡ）
⑩体内時計に合わせて生活する

▼体を酸化させない食べ方

老化とは体の酸化が進むことです。そうならないためには何が必要でしょうか。

① エキストラバージン・オリーブオイルを毎日豊富にとる（オレイン酸、ビタミンE、ポリフェノールなどの抗酸化物質リッチ）
② 穀物（パン、パスタ、米、大麦、小麦など）を毎日とる（食物繊維摂取）
③ 新鮮な野菜、果実を毎日豊富にとる（食物繊維、ビタミン、ファイトケミカル）
④ 魚をとる（ＥＰＡ、ＤＨＡ）
⑤ 乳製品、ヨーグルトは1日に少量とる
⑥ 肉類を少量とる（赤身肉は月に数回）

以上のような食べ方を満たしている食生活、とくに体を酸化させない食材をとる方法として最適なのが、地中海型食生活と和食を融合させた地中海式和食です。

▼地中海型食生活の注目点

地中海型食生活の特徴について簡単に述べておきましょう。

オリーブオイルを豊富に使い、穀物（パン、パスタ、クスクスなど）、魚、野菜、果実を豊富にとり、肉類、乳製品は少量しかとりません。

和食と異なる点は、デザートを除く食事には塩やハーブは使うものの、砂糖は一切使わないことにあります。これは、イタリア料理、フランス料理ともに共通しています。

- 地中海沿岸地方（とくに南イタリア）の伝統食は、栄養学的にＷＨＯ（世界保健機関）食事目標を受け入れやすい内容を持っている
- 歴史的には西欧料理の源流といった面を持った伝統食である
- 油脂としてオリーブオイルを用いることにより各食材を生かし、またバランスのよい脂質のとり方となっている
- 食材は和食との類似点が多く、日本人にも馴染みやすい
- 食材は自然食が多く、また丸ごと使う主体食である

・調理法が簡潔である
・香りの高いハーブを巧《たく》みに使うことにより満足感をもたらす、そのため塩分が自《おの》ずと控えられる
・砂糖を使わずに旨みを引き出し、甘辛い味からの脱却
・緑黄色野菜の摂取が増える
・食材の味が生かされた美味な食事になり、より健康増進、長寿につながる
・主食は、全粒穀物を中心に低FI（ファイバーインデックス。食物繊維1gあたりのカロリー数）値の食品からとる
・季節の野菜と果物、豆類やキノコ類も豊富にとる
・油脂としてオリーブオイルを日常に使う
・低脂肪の乳製品（ナチュラルチーズ、ヨーグルトなど）は、毎日適量摂取する
・獣肉は少なく、魚介類を習慣的に摂取する
・食前に水を飲み、食事中に適量（グラス1〜2杯）の赤ワインを飲む
・日々の身体活動（Daily Physical Activity）を欠かさない

和食では、甘塩《あまじょ》っぱい味のメニューが多いため、塩分や砂糖の摂取量が多くなりがちなのが欠点といえば欠点です。

地中海型食生活にはなくて、和食にあるよい点となると、発酵食品や出汁の存在です。味噌、しょう油、漬物、納豆などの発酵食品が豊富で、植物性乳酸菌（納豆は納豆菌）が多くとれるため、腸内環境を整えてくれます。

発酵食品は、植物由来のものも多いので、食物繊維やオリゴ糖なども同時に摂取することが可能になります。

地中海型食生活と和食の特徴をふまえたうえで、それぞれの欠点を補い、よいところを組み合わせたのが、地中海式和食なのです。

発酵食品や野菜、魚介類を比較的多くとる和食、つまり一汁三菜の食事を中心にして、甘塩っぱい味つけのときには、砂糖をオリゴ糖（オリゴ糖は小腸で吸収されづらいため、血糖値がほとんど変化なく、インスリン代謝にも影響しないのです）に替えて使用します。油を使う場合では、エキストラバージン・オリーブオイルを使います。

▼糖質オフダイエットはNG

私は、消化器内科専門医として「便秘外来」の看板を掲げていますが、患者さんの食生活を聞いて、とてもびっくりすることがあります。近年、流行している米やパンなどの穀物類などをまったくとらない「低炭水化物ダイエット（糖質オフダイエット）」は、体、とくに腸に悪い習慣なのです。

糖分を多く含有している飲料水や、食品などの摂取を抑制するだけであればよいのですが、糖分を含有しているという理由だけで、穀物や野菜、果物の摂取を抑制するのは考えものです。

穀物や野菜に含有される糖質の多くは、炭水化物として存在し、この炭水化物を構成するものの中に、食物繊維、オリゴ糖、ファイトケミカルなどが含有されているのです。糖質オフの目的で炭水化物摂取を抑制すると、結果的に食物繊維摂取の抑制にもつながり、便のもとになる素材が減少してしまって便秘を招くことになります。

ダイエットのための欠食（1日に1〜2回程度しか食事をとらない）も、食物繊維摂取不足となり、結果的に慢性便秘症を招くことになります。日本人は1日3回食で食物繊維摂取量が約14g／日とされていますが、2回食となると約10g／日程度まで減少してしまうといわれています。

▼肥満やメタボリックシンドロームに効く食スタイルは？

最近、さまざまな食スタイルによる健康法が提示されていますが、では一体どの食スタイルが健康的といえるのでしょうか。

臨床《りんしょう》データの解析も進んでおり、「効果あり」つまり「エビデンス」（科学的に証明された）とされた疾患《しっかん》を、それぞれについてあげておきます。

ⅰ　マクロビオティクス（玄米菜食主義）

①糖尿病　②メタボリックシンドローム　③肥満

ⅱ　地中海型食生活

①糖尿病　②メタボリックシンドローム　③肥満

ⅲ　ベジタリアン（菜食主義）

①肥満　②糖尿病　③大腸がん

iv　低炭水化物ダイエット（糖質オフダイエット）

①糖尿病　②メタボリックシンドローム

v　低脂肪ダイエット（昔の和食に近い）

①メタボリックシンドローム　②糖尿病

これによると、糖質オフダイエットは全否定すべきものではなく、2012年のアメリカの糖尿病学会では、2年間以内では、地中海型食生活と同等の有用性があるという評価が発表されています。

▼地中海式ダイエットを検証する

イスラエルのシャイ博士らは、"New England Journal of Medicine"誌で、①低脂肪ダイエット、②地中海式ダイエット（地中海型食生活）、③低炭水化物ダイエット（糖質オフダイエット）の三つを比較検証しています。

中等度（平均ＢＭＩ＝肥満指数＝値31％）の肥満患者３２２名（男性86％、平均年齢52歳）を対象に、それぞれのダイエット法を２年間（最終的には６年間）という長期にわたって検証したものです。

体重の変化、血糖値、コレステロール値の変化について追跡し、各食スタイルの比較をしました。

まずは、２年間の体重の変化について。

①低脂肪ダイエット…平均３・３kg体重減少、持続率90％
②地中海式ダイエット…平均４・６kg体重減少、持続率85％
③低炭水化物ダイエット…平均５・５kg体重減少、持続率78％

以上のように、地中海式ダイエットは、平均体重減少、持続率ともに２番目でした。また、ＢＭＩ値の改善度は、地中海式ダイエットが他の二つの食のスタイルよりも効果的でした。

また、地中海式ダイエットでは大幅なＬＤＬコレステロール値（悪玉コレステロール）

の減少とＨＤＬコレステロール値（善玉コレステロール）の上昇が確認されました。

善玉・悪玉コレステロール値が大きく変化していたのは、エキストラバージン・オリーブオイルや野菜、果物（食物繊維）の効果と考えられます。

地中海式ダイエットでは、血糖値の改善が三つの食スタイルの中で最もよかったのです。食事内容の調査では、最終的に地中海式ダイエットをおこなったグループが最も多量の食物繊維を摂取しており、この食スタイルは一価不飽和脂肪酸（オレイン酸など）と飽和脂肪酸の比率も最大であることが判明しました。

以上のような研究結果から、地中海式ダイエットは、肥満、メタボリックシンドロームの予防に有効な食事であることが判明したのです。他の研究データでは、地中海型食生活は、大腸がん予防にも有用であることが判明しています。

三つの食スタイルのうち、調査期間中の脱落者が比較的少なかったのが、地中海式ダイエットでした。いちばん満足度が高く、続けやすかったということであり、ある意味でいちばん重要な点だといえるかもしれません。

２０１３年になってその4年後のデータ、つまりは長期間の経過観察の効果が公表されました。そこで、4年間の追跡調査（合計6年間にわたる調査）があった２５９人についいて解析がされており、低脂肪ダイエットでは0・6kgの体重減少、地中海式ダイエットは3・1kgの体重減少、低炭水化物ダイエットでは1・7kgの体重減少であり、つまりは地中海式ダイエットの減少効果が高いという結果でした。

腸内環境をよくするという点でも、地中海型食生活がいいのです。地中海型食生活の地域では、難病である非特異的炎症性腸疾患である潰瘍性《かいようせい》大腸炎、クローン病（166ページ参照）の発病率が低値だったのです。

これは食物繊維摂取や、オリーブオイルを多く摂取し、肉類、乳製品などを少なく摂取することが関与していると考えられます。

「健康な食事」料理Ⅰ・Ⅱ・Ⅲ

平成26年10月に厚生労働省から、日本人の長寿を支える「健康な食事」のあり方に関する検討会における報告書（案）が公表されました。

この中で、「健康な食事」の一食の食事パターンに関する基準を作成し、提示しています。そこでは、料理Ⅰ・Ⅱ・Ⅲの基準を設定しています。

料理Ⅰとは、おもに炭水化物と食物繊維の摂取を期待するとし、一食あたりの穀類から摂取する炭水化物の量は60ｇとしています。そして年齢によって幅があるため、その幅を40〜70ｇ／食としています。

この中で、精白米に押し麦（もち麦でも可）や玄米を混ぜた場合、押し麦であれば1割程度、玄米であれば4割程度を混ぜることで、料理Ⅰからの摂取を期待する食物繊維の量である1・2ｇ／食程度を摂取できるとしています（つまりもち麦や押し麦などの大麦を摂取することを推進しているのです）。

料理Ⅱとしては、おもにタンパク質と脂質の適切な摂取（量と質）について述べています。一食あたりの魚、肉、卵、大豆、大豆製品から摂取するタンパク質の量は、14・5ｇであり、基準値を10〜17ｇ／食としています。

なお、この料理区分では、一食において主材料となるものが魚介類、肉類、卵類、大豆、大豆製品のいずれかに限られるため、食事ごとに意識して主材料を選び、特定の食材に偏《かたよ》らないように注意が必要とされています。つまり、肉ばかり食べるなということになります。

料理Ⅲとしては、おもに食物繊維、ビタミンやカリウムなどのミネラルの適切な摂取が望まれます。つまり一食あたりの野菜、いも、キノコ、海藻類の量は１５０gであり、基準の値はカロテン、鉄、葉酸、カリウムなどの含有量が高いことから、緑黄色野菜を含む２種類以上の野菜（いも類、キノコ類、豆類――大豆、大豆製品は除く、海藻類は含む）を使用となっています。

▼エキストラバージン・オリーブオイルの登場

１９６０年代、当時貧しい国の食事とされていたエキストラバージン・オリーブオイルや穀物、野菜、魚などを主体とする、いわゆる地中海型食生活を中心に、世界7ヵ国の食事と心臓疾患の調査がされました。前出のミネソタ大学教授、アンセル・キーズ博士によっておこなわれた「7ヵ国研究」です。

脂肪摂取量の少なかった日本は、心臓疾患の罹患《りかん》は著明に低値でした。しかし、脂肪摂取量の多いアメリカなどは、心臓疾患罹患率は高値でした。ところが、同程度の脂肪摂取量であったイタリアなどは、アメリカよりもかなり低値だったのです。

アンセル・キーズ博士は、脂肪摂取の内容の差異によることを指摘しました。肉類の脂肪の摂取量が多かったアメリカは、オリーブオイルの脂肪摂取の多いイタリアとは、脂肪摂取内容が異なり、その結果、心臓疾患の罹患に差異を生じたのです。

アメリカの医師、エルネスト・ワインダーらの調査によって、大腸がんの罹患の差異にも、脂肪の摂取内容が大きく関与していることがわかりました。

最近の研究で、地中海型食生活の中心を占める、エキストラバージン・オリーブオイルのさまざまな効果が判明してきています。

２００５年、スペインのレイナ・ソフィア大学病院のＦ・Ｐ・ジメネツらによって"Eur. J.Clin.Invest"誌に、エキストラバージン・オリーブオイルの健康的な作用に関する国際会議で提示された内容が公表されました。

２０１６年に、アメリカで示されたメタアナリシス（複数の研究結果を統合し解析）によれば、地中海型食生活を続けた人では、そうでない人と比較して、がんによる死亡率が14％低く、大腸がんになるリスクも９％低いと報告されました。

オリーブオイルのすごい効能

32種類のポリフェノール

エキストラバージン・オリーブオイルが、長寿に有効であることが判明してきました。ここでさまざまな効用などをまとめておきます。エキストラバージン・オリーブオイルは全身に有効なので、１日１回はとることをおすすめします。

①エキストラバージン・オリーブオイル：国際オリーブ協会の規定によると、果実をそのまま搾《しぼ》ったもので酸度０・８％以下、官能評価により、完全な食味を持っているものとされています

②エキストラバージン・オリーブオイルには、32種類ものポリフェノールが含有されていることが判明しました

③ポリフェノール類が、エキストラバージン・オリーブオイル特有の風味に関与してい

ます。味がビターなものほど、ポリフェノール類の含有量が多いのです

④エキストラバージン・オリーブオイルは、他の油に比較して、唯一精製されていない油であり、最も高い抗酸化作用を有しています

⑤アメリカ食品医薬品局（ＦＤＡ）が認めた限定的健康表示として、1日あたり13・5g（大さじ1杯）のオリーブオイルに由来する一価不飽和脂肪酸（オレイン酸）を、飽和脂肪酸とコレステロールの低い中程度の脂肪食に取り入れたとき、心臓病のリスクを減少させる（使用していた他の油をエキストラバージン・オリーブオイルに置き換えたときに有用です）。これは、おもにオレイン酸の効果に由来する脳や心臓病の血管系疾患に対する予防効果です（ＦＤＡヘルスクレーム）

⑥欧州食品安全機関（ＥＦＳＡ）が認めたエキストラバージン・オリーブオイルの効用（２０１１年）：オリーブオイル、ポリフェノールの摂取（オレウロペイン、ヒドロキシチロソールなど）がＶＬＤＬ（超低密度リポタンパク）粒子の酸化損傷を保護する（これが血管の動脈硬化予防にもっとも重要な効果です）

⑦アメリカ糖尿病学会ステートメント（２０１３年）：オリーブオイルを中心とする地中海型食生活は、肥満者の減量を図るためには短期間（2年間）では、有効であるかも

しれない

⑧慢性便秘症の患者では、エキストラバージン・オリーブオイルを大さじ１～２杯摂取することで従来服用していた下剤の減量が可能である

⑨エキストラバージン・オリーブオイルのもつポリフェノールの効果は次のようになります。カッコ内は判明しているポリフェノールの種類です

ⅰ動脈硬化予防（オレウロペイン、ヒドロキシチロソール）

ⅱ心臓病予防

ⅲアルツハイマー病（オレオカンタール）予防

ⅳヘリコバクタピロリ菌感染症予防

ⅴ大腸がん、乳がんのがん予防（オレウロペイン、ヒドロキシチロソール）

ⅵエキストラバージン・オリーブオイルを中心とする地中海型食生活のメタボリックシンドローム予防

ⅶ関節リウマチの痛みに対する効果（オレオカンタール）

ⅷ潰瘍性大腸炎に対する効果（オレオカンタールは有効であることが判明）

ⅸ全身の部位に効果があり、スローエイジング、アンチエイジングへ

x　糖尿病予防
xi　マインドフルネス効果

▽リシノール酸（ヒマシ油）よりオレイン酸（オリーブオイル）

便秘というのは、なかなかむずかしい病気です。ストレスなどが原因で急に排便障害になった場合は、そのストレスが改善すれば排便は良好となります。ところが、便秘が慢性化してしまうとこれは厄介な病気です。便秘、つまり、腸管機能低下は老化にも関与しているのです。老いないカラダを手に入れるためにも、排便力をつけたいものです。

オリーブオイルは、紀元前から排便促進効果が知られていました。イタリアでは、いまでも子どもの便秘にオリーブオイルを摂取させています。オリーブオイルには腸を動かす働きがあり、これが排便を促すのです。

その秘密は、オリーブオイルの脂肪酸のうち約75％を占める一価不飽和脂肪酸であるオレイン酸にあります。オリーブオイルの１００㎖中に含まれる脂肪酸は94㎎ですが、このうちオレイン酸は75％で、他の油と比較すると非常にオレイン酸が多いのです。

オリーブオイルの排便促進効果（消化管運動促進効果）を証明したのは、アメリカの生物化学者マイケル・フィールド氏です。動物の小腸の一部である空腸にオレイン酸（オリーブオイル）とリシノール酸（便秘によく使われるヒマシ油《ゆ》の主成分）を用いて灌流《かんりゅう》実験を施行しました。

実験の結果、短時間（30分）で比較した場合、オレイン酸のほうがリシノール酸よりも小腸に吸収されにくく、小腸の外に分泌されにくいことが判明しました。

オレイン酸を多量に含有するオリーブオイルを短時間に比較的多くとった場合、小腸で吸収されにくく、残渣《ざんさ》と混じって腸管内の滑《すべ》りをよくすることなどで、排便促進効果を生むということがわかったのです。

▼朝食にオリーブオイルを大さじ1～2杯

朝食を食べないでいると、どのようなことが起きるのでしょうか。食物が消化管内に入っていきませんので、腸管神経系は作動せず、したがって当然ながら消化管の蠕動《ぜんどう》は起きません。

オリーブオイルをとると、排便が促進されることは知られていました。オリーブオイルをとったときに、腹鳴が強く感じられるように、消化管を活発にすることは間違いありません。

ただ、オリーブオイルのみでは、流動体なので、腸管内容物としてカサが足りず、腸管神経系がオリーブオイルの関与で作動し、セロトニンの分泌が活発になっているかどうかは不明です。

朝食に、オリーブオイルをかけたトマトを食べたとします。トマトとオリーブオイルをいっしょに摂取すれば、間違いなく腸管神経系が活発になります。この一連の動きには、セロトニンが関与しているものと考えられます。

つまり、トマトを摂取することによって、腸管内容物による蠕動と、オリーブオイルが一部吸収されずに腸管内に残在することで、消化管内容物の滑りがよくなり、経過のスピードが増加するなど、消化管運動がより活発化するのです。

オリーブオイルを朝食時に15～30㎖程度摂取することで、来院した常習性便秘症の患者さんは、下剤の服用量が軽減・消失したりすることが確認できました。

通常の排便の人が、トマトとオリーブオイルや全粒粉のパンとコーヒーや紅茶で朝食をとれば、よりいっそうの消化管運動が可能となり、排便反射もスムーズで一日快適に過ごせるでしょう。

腸管神経系（第二の脳）の活性化（セロトニンも分泌）が、中枢神経（第一の脳）へ有効なサインを送ることは間違いないのです。

朝から、ステーキやカツ丼などを食べたことがあるか、思い出してみてください。食後に胃が張ったり、腹部全体が膨満《ぼうまん》したりして調子が悪くなるでしょう。これは第二の脳があまり活発に動いていない、つまり第二の脳の満足度が低いといってもよいのではないでしょうか。そうすると、第一の脳も不満足感を持ってしまい、朝から沈うつな気分になってしまうのです。

オリーブオイルとトマトや野菜サラダ、パンにオリーブオイルをつけて食べ、コーヒー、紅茶で水分をとるというパターンは、理にかなっているのです。朝、ご飯の人はオリーブオイルでの野菜炒め、サラダを食べるといいと思います。

オリーブオイル摂取２週間後

	下剤離脱	下剤減量	下剤不要
大腸メラノーシスを認める(40例)	0	40	0
大腸メラノーシスを認めない(24例)	1	22	1
全64例	1	62	1

▼脱下剤依存の特効薬

オリーブオイルの効果を、私が実施した調査を基に検証してみます。

アントラキノン系下剤の配合が少ない漢方製剤（防風通聖散《ぼうふうつうしょうさん》）と、化学合成系の下剤であるラキソベロン錠を常用している慢性便秘症の患者さんに対して、２種類の薬剤を減量するために、食事療法として、朝食時に毎日オリーブオイル30㎖（大さじ2杯）を2週間摂取してもらいました。

その結果、大腸メラノーシスをともなう慢性便秘症の患者40例では、下剤からの離脱こそできなかったものの、全例で下剤の服用量を減量することができました。さらに、大腸メラノーシスをともなわない患者24例では、下剤からの離脱1例、下剤服用量の減量が22例に認められました。

このように、オリーブオイルを摂取した64例中の63例で下剤の減量、または離脱が認められたのです。硬便を認めた患者では、普通の硬さまでに改善されました。

そして、比較的重い慢性便秘症に対しても、オリーブオイルをとることが有用であることが確認されたのです。

脳の老化防止にオリーブポリフェノール

▼アルツハイマー病発症の低さが証明

現代人は、高齢化にともない、認知症の人が増加しつつあります。日本でも約462万の人が認知症といわれています（2012年時点）。なかでも問題になっているのが、アルツハイマー病です。

アルツハイマー病は、1906年にドイツの精神医学者であるアロイス・アルツハイマーが、51歳の女性の患者に見られた症状を報告したのが、最初でした。

この女性患者は、記憶障害、うつ状態、被害妄想《もうそう》に陥《おちい》り、4年半の経過後に亡くなりました。病理解剖の結果、脳に異常な萎縮《いしゅく》が認められ、β-アミロイドという繊維状の異常なタンパク質が脳の神経細胞に付着し、その表面には、のちに老人斑《ろうじんはん》と呼ばれるシミ様の状態が過剰となっていました。

正常な脳の神経細胞は、神経細胞体から軸索《じくさく》（突起）が伸びて、それが次の神経細胞とつながることでネットワークを形成しています。神経細胞と神経細胞がつながる部分はシナプスと呼ばれ、セロトニン、ドーパミン、ノルアドレナリンなどの神経伝達物質を受けわたすことで、信号を伝えていくことになります。

アルツハイマー患者の脳組織では、老人斑と呼ばれるシミができることで、シナプスが破壊されて、脳の神経回路に異常をきたすことになるのです。

このようなアルツハイマー病に対して、オリーブオイルを中心とする地中海型食生活が有用とされていますので、その効果を紹介していきたいと思います。

アルツハイマー病に対して、地中海型食生活が有効であることを、はじめて提示したのは、２００６年にアメリカのコロンビア大学スカルメアス博士らがおこなった臨床研究についての論文でした。

「地中海型の食事とアルツハイマー病のリスク」という論文です。従来、アルツハイマー病に関する研究は、個々の食事成分に注目しておこなわれていました。

この研究では、オリーブオイル、魚、穀物、野菜などを中心に摂取する地中海型食生活に注目したのです。すでに、地中海型の食事のパターンが、心臓血管系疾患、さまざまながん、および総死亡率でリスクを低下させることが判明していたからです。

地中海型の食事と、アルツハイマー病とのリスク関連を調査するために、ニューヨークの住民で認知症でない人、合計2258人について1年半ごとに追跡・調査をおこないました。地中海型の食事の遵守《じゅんしゅ》スコア（高い点数が高い遵守を示す。0から9点の尺度、以下の研究も同様の尺度でおこなわれた）を用いて評価したのでした。

結果は、4年間の追跡中に262件のアルツハイマー病の発症があったそうですが、地中海型の食事の高い遵守は、アルツハイマー病発症の低いリスクと関連していたと結論づけています。

アルツハイマー病の原因と予防で、食事は重要な役割を演じています。

食事制限は、その寿命を延ばし、そして変性に対する神経細胞の抵抗性を高めるのです。食事とアルツハイマー病に関する疫学データでは、ビタミンC、ビタミンE、フラボノイド、不飽和脂肪酸、魚の高い摂取量（ビタミンB12および葉酸の高い値）、少量から中程度なエタノールおよび低い総脂肪が、アルツハイマー病の低いリスクまた遅い認知低下と関連しています。

この調査では、地中海型食生活の遵守度が高いほど、アルツハイマー病の予防に有用だったのです。

地中海型の食事内容は、野菜、豆類、果物および穀物の高い摂取、不飽和脂肪酸（主としてオリーブオイル由来）の高い摂取、飽和脂肪酸の低い摂取、魚の中程度に高い摂取、乳製品（主としてチーズとヨーグルト）の低から中程度の摂取、肉と鶏肉の低い摂取、そして、おもに食事中のワインによる日常的で中程度な量のエタノールによって、特徴づけられています。

このような地中海型の食事が、アルツハイマー病の予防および認識能力に有益であると報告されたのでした。

▼予防には脂質がポイント

脳が老化する原因は、何が考えられるでしょうか。その一つは、脳の動脈硬化によって血流が悪くなり、脳のエネルギー源として必要なブドウ糖や酸素が運ばれなくなり、脳の老化が進行することにあります。

もう一つの大きな原因は、活性酸素（フリーラジカル）が考えられています。加齢とともに、体に存在する抗酸化機能が低下すると、活性酸素により脳の神経組織、とくに脂質に富んだ軸索をおおう髄鞘《ずいしょう》（脂質の層、絶縁体の役割を果たす）や、シナプスの神経細胞膜が損傷することで、神経回路の機能が劣化するのです。

このような状況を予防するのが、毎日の食事から摂取する抗酸化物質の豊富な食材ということになります。

脳組織の成分を調査すると、脳の重量の約50％は脂肪からできています。脳の神経細胞の機能を良好に維持するためには、日々の食事からどのような脂質をとっているかがポイントとなります。

魚油の不飽和脂肪酸には、n−3系脂肪酸であるEPAが豊富で、これが脳に達するとDHAとなり、脳のシナプスの発育を促すので、成長期の子どもは魚を食べると頭がよくなるといわれてきました。

また、n−3系脂肪酸には抗炎症作用や抗アレルギー作用があり、神経細胞の変性を予防するといわれています。

さらに、新鮮な野菜や果物には、さまざまな抗酸化作用を有するファイトケミカル（ポリフェノールなど）が含有されています。

地中海型食生活は、魚、野菜、果物などを多く摂取し、さらに抗酸化作用に富むオリーブオイルを多くとることが特徴で、このような食が、アルツハイマー病の予防（脳の老化防止）につながるのは、ある意味当然かもしれません。

そして、オリーブオイルは、大腸の病気予防、便秘にもよいのです。つまり、地中海型食生活は、ボケ便秘に有効なのです。

その後、いくつものアルツハイマー病に対する地中海型食生活の有効性の論文が提示されました。

２００８年に、イタリアのフィレンツェ大学のソフィらが、地中海型の食事の遵守と疾患の死亡率および発症率との関連を追跡的に解析した研究をおこないました。２０１１年には、イタリアのバーリ大学老年医学科のソルフリッツらが、地中海型の食事の高い遵守が認知力低下の減速と関連していることを報告しました。

認知症候群および前認知症候群の予防因子候補として、すでに別々に提案された複数の食品、微量および多量の栄養素を、地中海型の食事が組み合わせて持っていることを示したのでした。

総死亡、心臓血管系疾患の死亡、がんの発症と死亡、パーキンソン病とアルツハイマー病の発症のリスクを、地中海型の食事の強い遵守で有意に低下できると確認されたのでした。

▼β-アミロイド仮説とオレオカンタール

なぜ、地中海型食生活がアルツハイマー病の予防に有効なのでしょうか。その答えの一つが、すでに述べてきたようにエキストラバージン・オリーブオイルにあるのです。アルツハイマー病の患者の脳を調べてみると、β-アミロイドと呼ばれているタンパク質が蓄積しており、このβ-アミロイドが凝集すると、神経細胞に絡みついて死滅させる毒性を持つことがわかってきました。

そこでβ-アミロイド仮説と呼ばれる治療戦略が生まれたのです。

脳内に貯留しているβ-アミロイドをただちに分解・処理して脳外に運び出す働きを有する酵素を脳内に送りこみ、β-アミロイドを分解するインスリン分解酵素の働きを高めて、新しく蓄積するのを防止するという考え方です。

脳のシナプス機能障害（神経伝達障害）や、タウと呼ばれるタンパク質の異常リン酸化を防ぎ、微小管などの神経細胞死を抑制して、アルツハイマー病の進行を防ぐというものでした。

近年、アルツハイマー病の発症10年から20年くらい前に、ＭＣＩと呼ばれる軽度認知障害が起こることがわかってきました。

ＭＣＩを発症する３年から5年前に、同じ脳の連合野（神経中枢の総称）に、リン酸化タウと呼ばれる物質が蓄積することもわかってきたのです。その結果、脳神経の原線維変化という線維状の塊《かたまり》ができ、このような物質が蓄積されると毒性を発し、次第に神経線維が死滅していくのです。

最近では、β-アミロイドの凝集による毒性と、このリン酸化タウ蓄積による毒性の両者があわさって、アルツハイマー病が発症するといわれています。

オリーブポリフェノールの一つであるオレオカンタールが、アルツハイマー病に有用であることもわかってきました。

２００８年にノースウエスタン大学の神経学者であるピットらは、オレオカンタールが、アルツハイマー病のβ-アミロイドの産生を抑制することを示したのです。この仮説は、脳神経の細胞死を引き起こす前に可溶性β-アミロイドが毒性受容体を介して、シナプス毒性を起こしているとする考え方です。

ピットらは、オレオカンタールがβ-アミロイドが凝集する最初の段階で発生するオリゴマーという塊が、神経細胞のシナプスに付着するのを予防していることを提示したのでした。

ヒトの脳は、血液成分が自由に脳内に入らぬよう、血液脳関門（ＢＢＢ）というバリアによって守られており、β‐アミロイドやタウの抗体をつくってもそう簡単に脳内に侵入できません。

オレオカンタールは、脳内に移行し、β‐アミロイドの神経細胞のシナプスへの害をブロックすることが次第にわかってきたのです。

また、２０１３年にルイジアナ大学薬学部のアブッナイトらが、試験管内の実験およびアイソトープを用いた動物生体での実験データの分析などによって、オレオカンタールが、アルツハイマー病で問題になる神経細胞へのβ‐アミロイド沈着の除去を増進することを報告しました。

以上のように、ボケやアルツハイマー病などに対してエキストラバージン・オリーブオイルを中心とする地中海型食事が有効であることが判明してきたのです。そして腸にも有効なのです。

大腸の健康にエキストラバージン・オリーブオイル

▽大腸がんのリスクを下げるために

脂肪をとりすぎるとがんになりやすいということは、以前より指摘されていました。人間の大腸がんの発生と食事性因子、脂肪摂取量の関係について述べたものは、エルネスト・ワインダーらの論文が最初期と考えられます。

ワインダーらは、アメリカや日本における結腸がんの死亡率と脂肪摂取量との関連を調査し、脂肪摂取量が低いほど結腸がんの死亡率が低いことを指摘しました。

さらに、各種栄養素の摂取状況（1人1日あたりの平均値）について比較検討しました。その結果、1962年のデータで、アメリカでは総カロリー摂取量3000kcal超（タンパク質12・6％、炭水化物45・6％、脂肪41・8％）に対し、日本では総カロリー2000kcal（タンパク質12・3％、炭水化物74・2％、脂肪13・5％）で、脂肪摂取量が大腸がんによる死亡率の数に結びつくと考えたのです。

大腸がんのリスクとライフスタイル

確実性	抑制因子	促進因子
確実	運動	赤身肉 加工肉 飲酒(男性) 腹部肥満 高身長(男性)
ほぼ確実	食物繊維を多く含む食物 ニンニク カルシウムの多い食事 牛乳	飲酒（女性）
限局的に (可能性あり) リスクを上げる	野菜、果物、葉酸を含む食品、魚、ビタミンDを含む食品 穀物、鶏肉 、コーヒー	動物性脂肪を含む食品 砂糖を含む食品 鉄を含む食品

当時の日本では、脂肪からの摂取カロリーは総カロリーの13・5%にすぎず、アメリカでは41・8%にも達し、しかも日本での摂取脂肪酸の多くは不飽和脂肪酸であり、アメリカでは摂取脂肪酸の約半分が飽和脂肪酸（肉類に多く含有されている）であることも突き止めました。

また、その当時（1960年代）の調査では比較する数が少なかったのです。

日本の大腸がん患者の食習慣を調査し、高タンパク、高脂肪食、とくに牛肉の多量摂取が原因ではないかと推測しています。現在、日本人の肉類摂取量の増加（1日約80g）で、大腸がんの死亡率の増加が相関していることをみるとワインダーらの指摘が正しかったことになります。

また２００９年に世界がん研究基金（ＷＣＲＦ）と米国がん研究協会（ＡＩＣＲ）の共同研究で「大腸がんのリスクとライフスタイル」について次のように指摘しています。

大腸がんの危険因子のところで指摘したごとく、大腸がんの原因としてとくに環境因子の関与が大きく考えられており、大腸がんの原因の一つとして必ず取りあげられるのが、食の欧米化です。

食の欧米化というのは、おもに北米や北欧の肉食、乳製品を多くとるスタイルのことです。オリーブオイル、穀類、野菜、果物、魚を比較的多くとる、地中海型食生活とは異なるということです。

南イタリア、ギリシャ、スペインなどの地中海沿岸地域では、大腸がんに罹患する人が比較的少ないことが指摘されています。

食の欧米化で増えた炎症性腸疾患

日本で年々増加している炎症性腸疾患について述べていきましょう。

炎症性腸疾患とは、一般的には潰瘍性大腸炎とクローン病（大腸と小腸の粘膜に炎症または潰瘍を引き起こす原因不明の疾患）を指していて、難治性疾患といわれています。患者の登録が開始された1975年には、潰瘍性大腸炎は956人、1976年のクローン病患者は128人と、ごく少ない症例数でしたが、近年において、この患者数は増加の一途をたどっています。

2013年の厚生労働省衛生行政報告によると、潰瘍性大腸炎は約16万6000人、クローン病は約3万9800人となっています（2017年1月の厚生労働省衛生行政報告によると、潰瘍性大腸炎の患者数は約23万4000人）。

これら二つの疾患は、いずれも原因不明で、10代後半から20代の若者を中心に発症し、寛解《かんかい》（症状の改善）、再燃を繰り返す難治性の消化器疾患です。

潰瘍性大腸炎は、大腸に限局（狭い範囲で起きること）する慢性非特異的な大腸炎で、直腸から口側に全周性（腸管の全体を覆っている）かつ連続性の粘膜上皮のびらんや潰瘍を認めます。

一方、クローン病は、口腔内から肛門までの全消化管粘膜に全周性かつ連続性に全層性の炎症を発し、裂溝《れっこう》やときには穿孔《せんこう》・瘻孔《ろうこう》（消化管に穴が開くこと）を形成するのが特徴です。

潰瘍性大腸炎の発症は、男女比の差はほとんどなく20代がピークで、もう一つのピークは50代です。

一方、クローン病の発症の男女比は2対1と男性が多く、潰瘍性大腸炎と比較して10代から発症していることが多く、20代がピークといわれています。

なお、潰瘍性大腸炎は１９７５年、クローン病は１９７６年に厚生労働省より特定疾患（いわゆる難病）に指定されました。

この二つの疾患が、現在も増加しつづけている理由として、環境因子と素質因子があげられます。

なかでも、環境因子としての食事因子が大きいのではないかといわれています。厚生労働省の統計で、日本人の肉類や脂質の摂取量が戦後、増加してきていることと、炎症性腸疾患の患者の増加がおおよそ相関していることが指摘されているからです。

また、環境因子の一つとして、ファストフード店やコンビニエンスストアの店舗数と炎症性腸疾患患者数とがおおよそ相関しており、いつでも食べられるようになったことも関与しているのではないか、という指摘もあります。

1996年（平成8年）3月に提示された「難治性炎症性腸管障害に関する調査研究班」による1995年（平成7年）度の研究報告書の中で、消化器内科医の守田《もりた》則一《のりかず》らは「潰瘍性大腸炎疾患の食習慣の症例」というテーマについて報告しています。

それによると、潰瘍性大腸炎の発症前のリスクファクターとして、次の三つの項目が指摘されました。

① 危険因子：ヨーグルト、チーズ、バター、マーガリン、菓子、少ない睡眠時間
② 予防因子：コーヒー、日本茶、みかん、天然果汁、果物、山菜、漬物、干し魚など
③ 有意差のない問題食品：肉、ハム、卵、海藻など

80年代のデータで見ると、肉類、バター、乳製品を比較的多くとる北ヨーロッパと比較して、オリーブオイル、野菜、穀類（パン、パスタなど）、魚を比較的多くとり、肉類は月に数回という、地中海型食生活をおこなっている南ヨーロッパ（南イタリア、ギリシャ、スペインなど）の地域のほうが、潰瘍性大腸炎、クローン病の発病率が低いという指摘もあります。

現在、日本における炎症性腸疾患の増加の原因は、食の欧米化（北ヨーロッパ、北米の食のスタイル）が大きく関与しているとする声が大きいのです。また、砂糖の摂取やタンパク質の摂取、脂肪の摂取によるリスクの上昇、野菜の摂取によるリスクの低下などが報告されました。

▼炎症性腸疾患を防ぐ食事

どのようなものを食べればいいのでしょうか。柏市立柏病院消化器内科の酒井《さかい》英樹《ひでき》らは、潰瘍性大腸炎やクローン病の患者の場合、原則としては、①消化管に負担をかける脂肪や残渣（食物繊維）、刺激物（香辛料など）は避けること、②病気の治療に必要なエネルギー摂取の観点から、高カロリーであることを推奨、③寛解、再燃など、症状に合わせて食事を調整すること、を指摘しています。

アメリカの栄養学者のジェームズ・スカラは、①吸収障害、体外へのタンパク質漏出《ろうしゅつ》、基礎代謝量（生体の完全な安息状態で、生体機能を維持するのに必要な最低のエネルギー量）の増加などで、通常より多量のタンパク質を必要とする、②オリーブオイル、亜麻仁油《あまにゆ》を加えて、よい脂質をとる必要がある、③複合した糖質からより多くのカロリーをとる必要がある、と指摘しています。

最初の段階で、赤身の肉（牛・豚）を避け、魚、鶏、卵などの容易に消化される食品で、タンパク質量の高いものをとること、第二段階として米、ジャガイモなどの腸を刺激しないような、より複合した糖質から十分なカロリーをとること、としています。

また、オリーブオイルや亜麻仁油は、潰瘍性大腸炎の再燃予防のために加えたい食品であることを指摘しました。

▼オリーブポリフェノールが抑制

最近急増中の潰瘍性大腸炎に対して、エキストラバージン・オリーブオイルが有効であることが判明してきました。

これは、イタリア、カタンザーロのマグナグラエキア大学健康科学科のT・ラルサ（Nutrients 9〈4〉）らによる２０１７年の報告です。

活動期潰瘍性大腸炎患者14人から、大腸内視鏡検査時に採取した生検組織標本を用いたものです。その結果、エキストラバージン・オリーブオイルを摂取した活動期潰瘍性大腸炎患者の大腸内視鏡検査での生検結果、組織学的に、結腸サンプル（標本）では、エキストラバージン・オリーブオイルの摂取で炎症性障害の改善を示しました。

２０００年以降、オリーブオイルに含有されるポリフェノールの、大腸がんへの作用が次々に判明してきました。

オリーブオイルの日常的な摂取は、がんの発症（とくに結腸がん）など多くの病理過程に対して、有効な作用があることがわかってきました。

結腸がんの発症を抑制するその能力は、培養した大腸がん細胞、動物およびヒトで実証されはじめました。

ヒドロキシチロソール、リグナンおよびセコイリドイドなど、オリーブオイルに存在するオリーブポリフェノールがヒト結腸の腺がん細胞を抑制することで、結腸がんの発生、増殖および転移が抑制されることが判明してきたのです。

以上のように、エキストラバージン・オリーブオイルは腸の病気にも有効ですし、脳の病気にも有効であることがわかってきたのです。つまり、最初に述べたボケ便秘や無気力便秘にも有効ということになってきます。

エキストラバージン・オリーブオイルを含む地中海式和食は、日本人にとって21世紀版食養生ともいえるのではないでしょうか。

おわりに

私のクリニックの「便秘外来」に来院される患者さんの中で、かなりの人数を高齢者の方が占めています。便秘に悩む高齢者を単に慢性便秘症と診断し、慢性便秘症のガイドラインに示されている分類に組みこめるものではないということに気づき、本書の執筆に至りました。

若い人の慢性便秘症と高齢者の慢性便秘症の診断、治療はある程度分けて考えたほうがよいと考えます。とくに高齢者の慢性便秘症の方の苦痛度は強く、一日中排便のことを気にする方も少なくありません。本文にも書きましたが「こだわり便秘」と呼べるものです。

このように、おなかの調子の悪い人は気分の不調、つまり脳の不調も訴えてくる方が多いのです。そこで、本文に示したように、食材や食事法を変えることで、腸を若返らせ、脳のコンディションも快調になるよう、本書を活用していただければと思います。

松生恒夫《まついけつねお》

著者略歴

一九五五年、東京都に生まれる。医学博士。松生クリニック院長。東京慈恵会医科大学卒業。同大学第三病院内科助手、松島病院大腸肛門病センター診療部長などを経て、二〇〇四年、東京都立川市に松生クリニックを開業。これまで四万件以上の大腸内視鏡検査をおこない、「便秘外来」の専門医、第一人者である。
著書には『寿命をのばしたかったら「便秘」を改善しなさい！』（海竜社）、『寿命の9割は腸で決まる』（幻冬舎新書）、『日本一の長寿県と世界一の長寿村の腸にいい食事』（ＰＨＰ新書）などがある。

松生クリニックホームページ
https://matsuikeclinic.com/

腸《ちょう》は若返《わかがえ》る！

――腸《ちょう》の老化《ろうか》は脳《のう》の老化《ろうか》です

二〇一九年二月九日　第一刷発行
二〇一九年四月三日　第二刷発行

著者　松生恒夫《まついけつねお》
発行者　古屋信吾
発行所　株式会社さくら舎　http://www.sakurasha.com
東京都千代田区富士見一-二-一一　〒一〇二-〇〇七一
電話　営業　〇三-五二一一-六五三三　ＦＡＸ　〇三-五二一一-六四八一
編集　〇三-五二一一-六四八〇　振替　〇〇一九〇-八-四〇二〇六〇
装丁　長久雅行
本文デザイン・組版　株式会社システムタンク（白石知美）
印刷・製本　中央精版印刷株式会社

ISBN978-4-86581-186-5